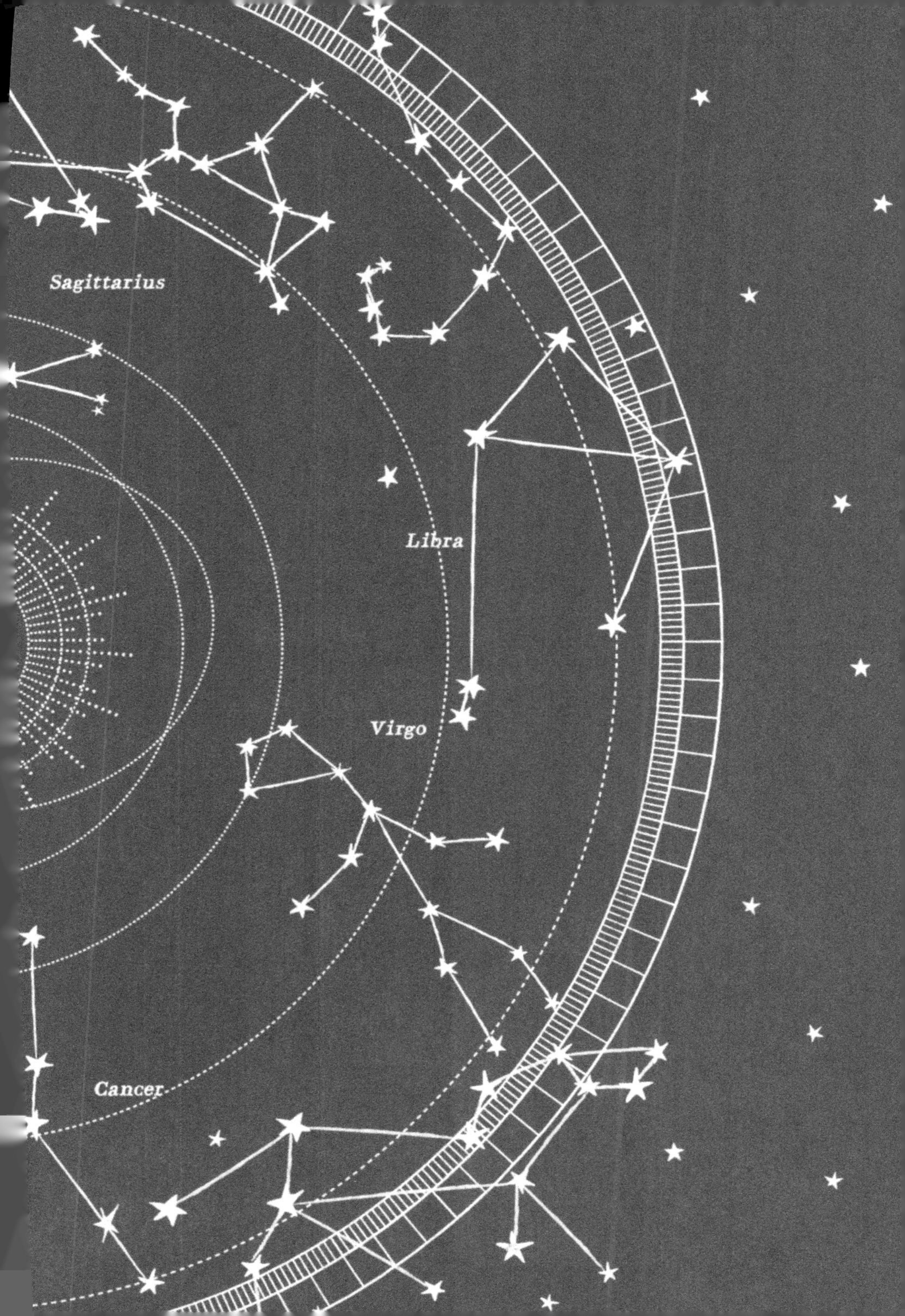

Sagittarius
Libra
Virgo
Cancer

Календарь Джин Шин Джитсу 2024

Frain Benton (Фрайн Бентон)
Календарь Джин Шин Джитсу 2024 - с годовым кругом Джин Шин Джитсу и руководством по самопомощи
Перевод с немецкого Алиса Цреннер

Creative-Story
Safferlingstr. 5 / 134
D-80634 München (Мюнхен), Germany (Германия)
Телефон: +49 (0)89 / 12 11 14 66
Факс: +49 (0)89 / 12 11 14 68
info@creative-story.com
www.creative-story.com

Дизайн обложки, графика и верстка:
Creative-Web-Projects, Мюнхен

ISBN 978-3-95964-922-3

Правовая информация

Рекомендации, приведенные в данном календаре не заменяют консультацию и обследование врача-специалиста. В случае возникновения проблем со здоровьем, обратитесь за медицинской помощью.

Согласно решению Федерального Патентного Суда Германии, "Джин Шин Джитсу" является непатентованным термином. Данное понятие было задумано самим создателем этого учения, как способ улучшения общественного блага. С таким же намерением была создана данная публикация.

Содержание книги защищено законом об авторском праве. Любое использование и распространение материала данной книги, осуществляется только после предварительного получения письменного разрешения правообладателя.

Содержание

Содержание

Вступление

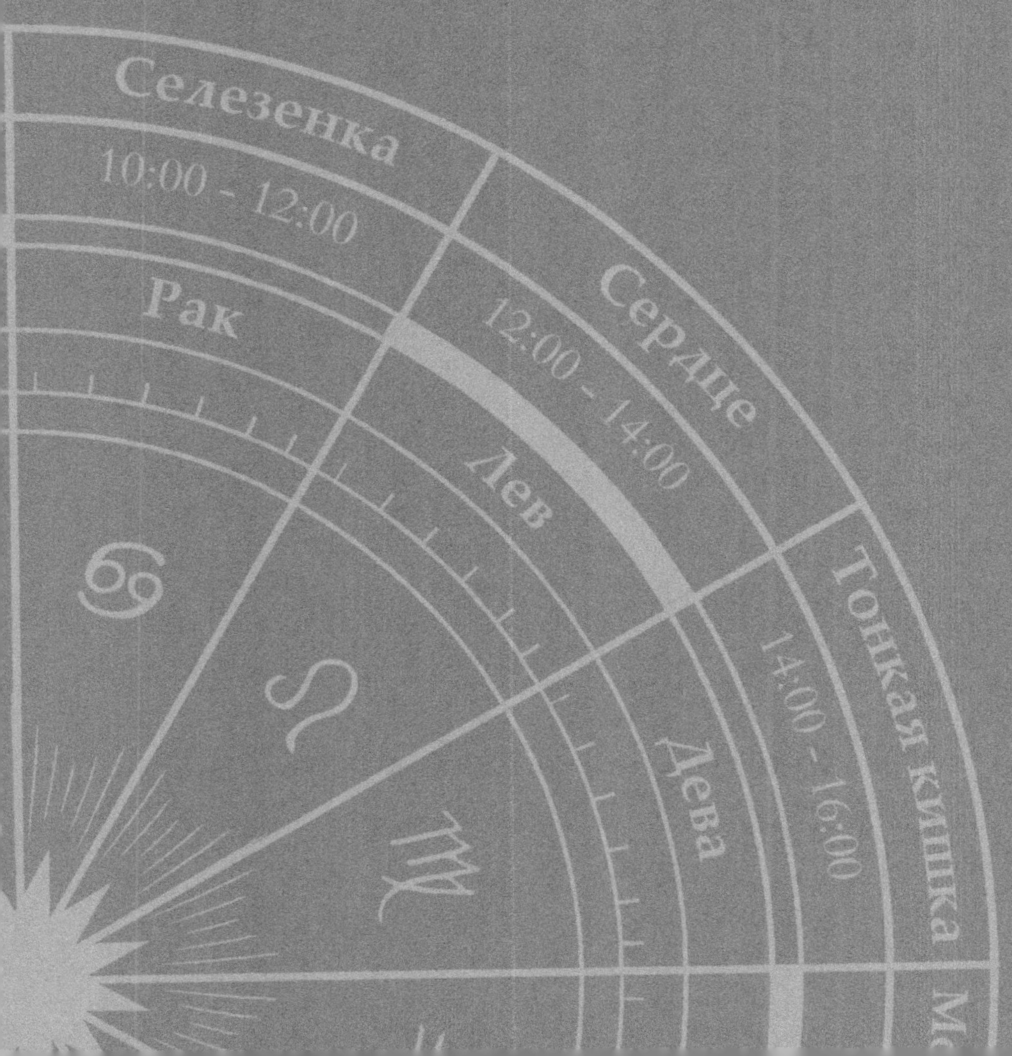

Предисловие

Дорогие друзья целительного искусства Джин Шин Джитсу!

Вне зависимости от того, является ли для Вас целительное искусство Джин Шин Джитсу совершенной новой или у Вас уже имеется опыт во взаимодействии с Джин Шин Джитсу, этот календарь будет сопутствовать Вам весь, надеюсь, здоровый и замечательный, 2024 год.

26 энергетических замков составляют основу целительного искусства Джин Шин Джитсу, а упражнения Годового круга помогут Вам в течение всего года поддерживать жизнестойкость и укреплять Ваше здоровье.

Каждый из 26 энергетических замков имеет свое особое значение, а их последовательность глубоко взаимосвязана с накопленными знаниями человечества, наших обычаев и традиций.

Это всемирное знание было заново открыто и собрано японцем Дзиро Мураи, который подробно рассмотрел западную медицину и восточные целительные практики. Всё это было сделано им для нахождения 26 энергетических замков, которые теперь вновь стали доступны для целительного искусства. В выполнении 2-х недельного цикла практик, 26 энергетических замков образуют единый Годовой круг Джин Шин Джитсу. Эти знания помогут Вам самовосстановиться, обрести здоровье и благосостояние в Вашей повседневной жизни.

Я надеюсь, что эти целительные знания и упражнения передадут Вам приятное и всеобъемлющее чувство благосостояния. Я желаю Вам счастливого и здорового 2024 года с календарем и годовым кругом Джин Шин Джитсу.

С уважением и наилучшими пожеланиями,

Фрайен Бентон

Введение

Здоровье – это величайший дар, который стоит беречь и регулярно подпитывать. Основная причина создания данного календаря Джин Шин Джитсу – это помочь Вам поддержать Ваше здоровье и, в случае болезни, как можно быстрее выздороветь.

В календаре представлены простые шаги к достижению хорошего самочувствия и здоровья в течение года. Эти упражнения помогут Вам поддержать в балансе, как физическое, так и психическое самочувствие, уравновесят и подкрепят Вас таким образом, чтобы Вы могли расслабиться и успокоить дух, при взаимодействии с повседневными проблемами в Вашей жизни, а также, чтобы Вы могли с ними с легкостью справиться.

Годовой круг Джин Шин Джитсу представляет собой серию упражнений, которые постепенно развивают все Ваше тело, а 26 энергетических замков (ЭЗ) станут источником силы самоисцеления вашего тела.

Выполняйте **одно упражнение в течение двух недель** и следуйте циклу упражнений в течение года, чтобы позволить основному запасу энергии, которая поддерживает все функции нашего организма, очиститься и обновиться, а исцеляющая энергия могла снова свободно и беспрепятственно течь по всему телу.

В качестве основного совета рекомендуется выполнять упражнения **не менее двух раз в день, примерно по 5 минут**. Также упражнения можно повторять чаще и дольше, если позволяют время и обстоятельства, например, когда вы смотрите телевизор или едете на работу. Особенно выполнение обхватов ладонями пальцев рук, которые приведены в качестве альтернативы цифрам, могут хорошо использоваться даже в рабочее время или в то время, пока Вы смотрите телевизор. Эти упражнения могут быть легко интегрированы в вашу повседневную жизнь.

В календаре Вы можете делать заметки на будущее о приобретенном опыте и о новых открытиях. Также в календаре есть место для внесения событий и примечаний о достигнутом Вами прогрессе. Для того, чтобы записать то, что Вам особенно было полезно, Вы также можете использовать дополнительные страницы в конце календаря или отдельный блокнот.

Дополнительные советы и часто задаваемые вопросы:

- Выполняйте упражнения с друзьями и семьей, чтобы сохранять мотивацию и распространять исцеляющую энергию.
Вы можете также отдельно приобрести рекомендации к упражнениям «Годовой круг Джин Шин Джитсу»:
    ISBN 978-3-95964-920-9 (печатное издание)
    ISBN 978-3-95964-921-6 (электронная книга)

- Положите 4 пальца на указанные области Вашего тела, большой палец Вам в этом не понадобится, оставьте его в состоянии покоя.

- Прикосновения не обязательно должны осуществляться непосредственно на коже, их можно наносить поверх одежды даже зимой. На иллюстрациях показаны модели в купальниках, чтобы лучше показать Вам конкретную область энергетических замков (ЭЗ) на теле.

- Держите палец (в качестве альтернативы к приведенным ниже упражнениям) так, чтобы пальцы другой руки полностью могли его обхватывать. Большой палец устремлен внутрь руки. (Исключением является ситуация, когда вы держите оба указательных пальца одновременно. Таким образом, указательный палец не участвует в обхвате другого пальца. Все пальцы могут принимать участие, при обхвате больших пальцев.)

- Оздоровительный эффект, оказанный на организм, действует также и после окончания выполненных упражнений. Таким образом, выполнение утром и вечером захватов ладонями пальцев рук, способствует длительному действию положительной энергии в Вашем теле. Усилить положительный эффект помогут упражнения, сделанные также и в течение дня, если Вам, по возможности, удается их внести в Ваш ежедневный график.

- Если по какой-либо причине вы не можете коснуться области тела, указанной в упражнениях, из-за травмы или по другой причине, тогда подержите руку над этой частью тела, не прикасаясь к ней. Исцеляющая энергия найдет верный путь. Одновременное удерживание на теле двух энергетических замков, приводит к течению целительной энергии в теле. Удержание пальцев может не сразу показаться Вам "двумя точками", но энергия, проходящая через пальцы от одной руки к другой, образует мост, который приводит поток исцеления в позитивное движение по всему телу.

- В течение года Вы сможете открыть для себя все энергетические замки, а также их значения. Возможно некоторые из них станут для Вас особенно полезны. Делайте для себя заметки, чтобы вы позже могли вернуться к тем упражнениям, которые были Вам наиболее полезны.

Годовой круг Джин Шин Джитсу

Годовой круг охватывает основы целительного искусства Джин Шин, который поможет Вам в простой последовательности выполнять упражнения для энергетических замков (ЭЗ) и тем самым закладывать прочную основу для Вашего здоровья.

№. 1 – 4
(1-я глубина; фундамент)
Как и при строительстве дома, сначала мы готовим фундамент, чтобы сделать дом (наше тело) устойчивым и готовым к любым грядущим бурям и испытаниям. Эта часть соединяет нас с окружающей средой и позволяет нам сплотиться с поверхностью и землей.

№. 5 – 15
(2-я глубина; одноместный номер на первом этаже)
Как только мы заложим прочный фундамент, мы сможем опираться на то, чего уже достигли при наличии прочного первого этажа. Это поможет нам создать пространство и энергию для той жизни, которую мы хотим иметь.

№. 16 – 22
(3-я глубина; двухместный номер на втором этаже)
Имея прочную основу нижних этажей, где мы позаботились и удовлетворили наши основные потребности, мы можем проявить творческий подход и создать пространство для личностного развития, а также пригласить гостей в нашу жизнь. Эта энергия помогает нам быть в контакте с другими, будь то новые предложения, идеи, мнения или взаимодействие с другими людьми.

№. 23
(4-я глубина; уровень безопасности и бальный зал, «Стражи нашей судьбы»)
Чтобы сделать нашу жизнь безопасной и держать под контролем

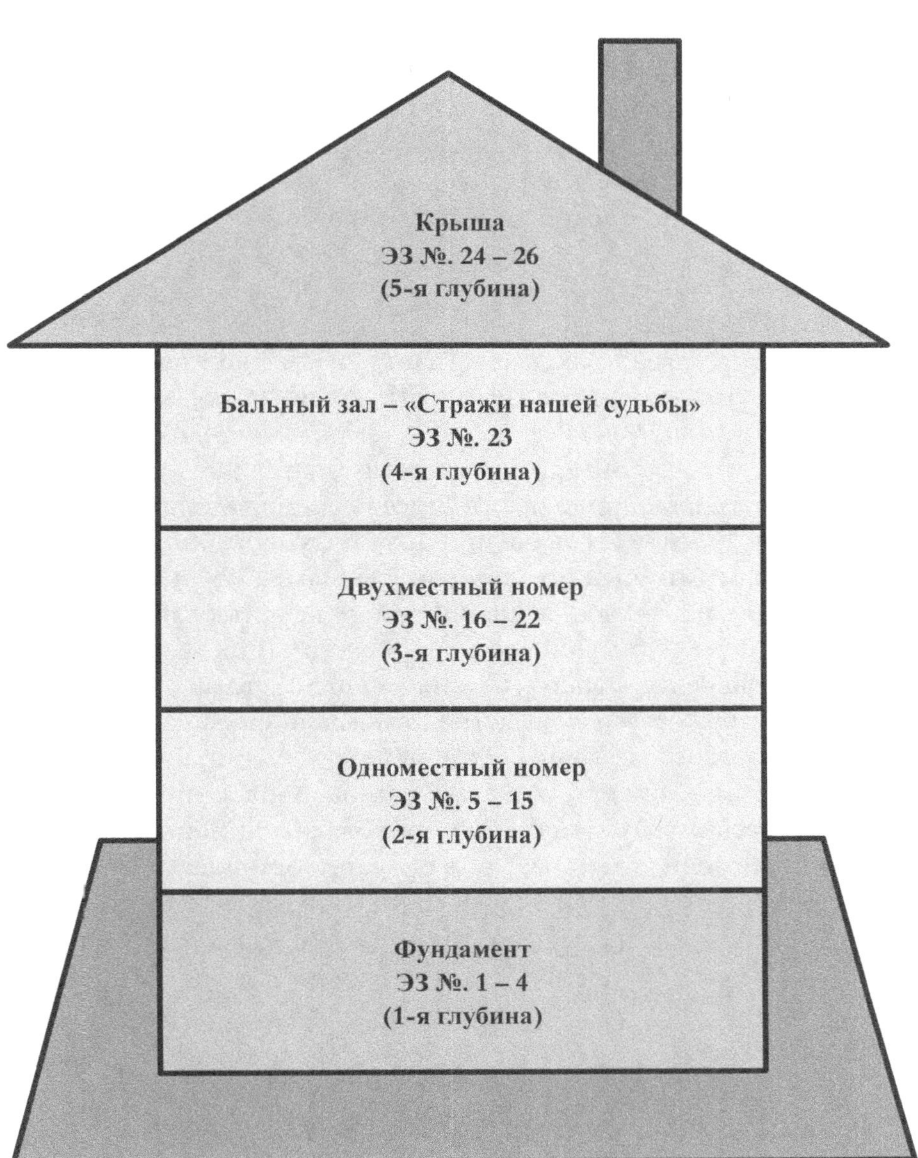

Крыша
ЭЗ №. 24 – 26
(5-я глубина)
Бальный зал – «Стражи нашей судьбы»
ЭЗ №. 23
(4-я глубина)
Двухместный номер
ЭЗ №. 16 – 22
(3-я глубина)
Одноместный номер
ЭЗ №. 5 – 15
(2-я глубина)
Фундамент
ЭЗ №. 1 – 4
(1-я глубина)

нашу жизнь и наши достижения, существует уровень безопасности номер 23. Этот уровень, как пожарная сигнализация или защита от взлома, предназначен для того, чтобы следить за всем, что мы делаем, а также контролировать все предыдущие номера и уровни. Но эта область также побуждает нас расправить крылья по всей длине и ширине нашего дома. В этом, похожем на бальный зал, пространстве решается наша судьба, точно так же, как наша жизнь определяется возможностями и людьми, с которыми мы сталкиваемся.

№. 24 – 26
(5-я глубина; крыша)

Следующий уровень закрывает наш дом и защищает нас от дождя и других внешних воздействий, точно также, как данный уровень защищает нас и наполняет наше тело энергией. Сравнение со строительством дома наглядно показывает основной порядок положения чисел энергетических замков Джин Шин Джитсу. Их значение задач и функций определяется не только самими числами, но и их суммами. Так же, как и их культурное, ритуальное и религиозное использование, имеет дополнительную символическую силу и определяет более глубокое значение энергии для нашего тела. Календарь опирается прежде всего на астрологические символы, которые также использовала Мэри Бёрмайстер – ученица основателя Дзиро Мураи. Она принесла учения на Запад, при помощи астрологических знаков проиллюстрировала обширное значение чисел и, в особенности, объяснила функции органов.

Джин Шин Джитсу – Годовой круг & Календарь 2024

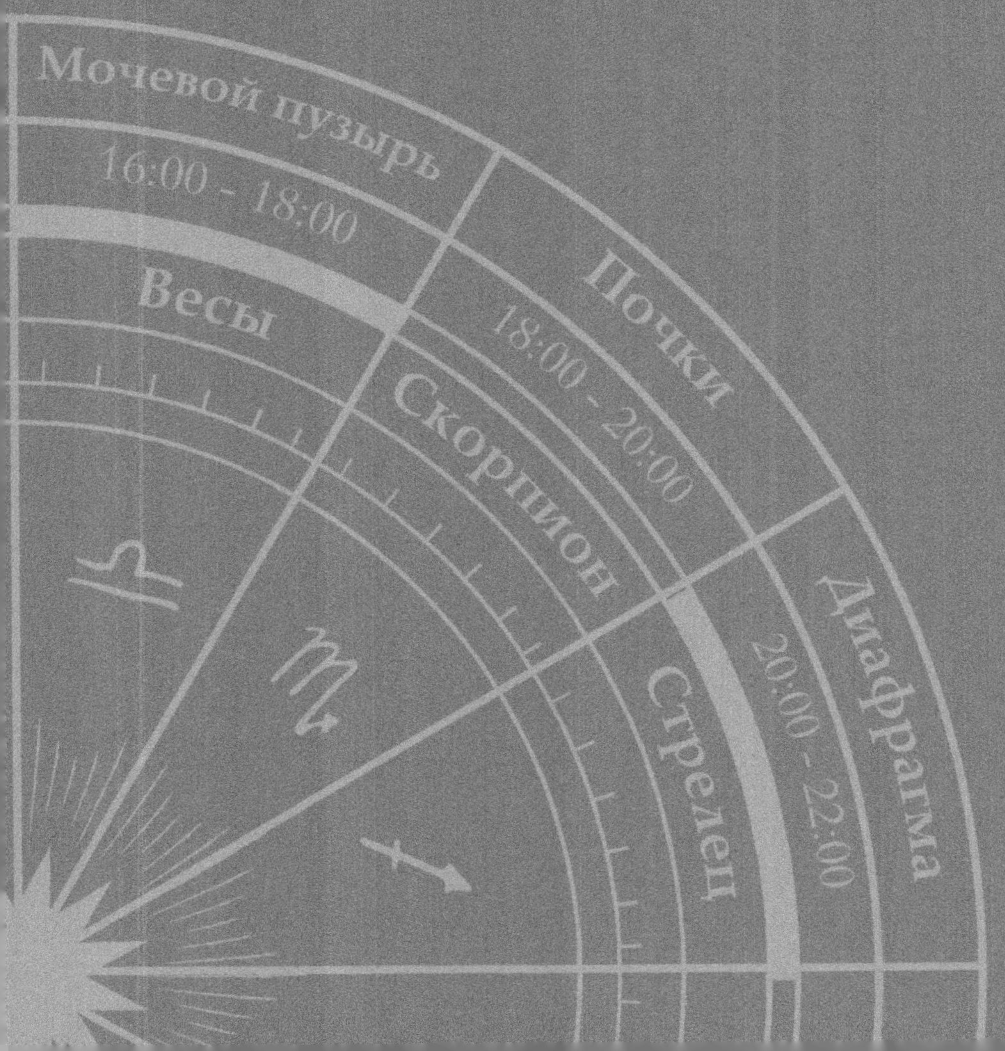

2024

	Январь				
Пн	1	8	15	22	29
Вт	2	9	16	23	30
Ср	3	10	17	24	31
Чт	4	11	18	25	
Пт	5	12	19	26	
Сб	6	13	20	27	
Вс	7	14	21	28	
неделя	1	2	3	4	5

	Февраль				
Пн		5	12	19	26
Вт		6	13	20	27
Ср		7	14	21	28
Чт	1	8	15	22	29
Пт	2	9	16	23	
Сб	3	10	17	24	
Вс	4	11	18	25	
неделя	5	6	7	8	9

	Март				
Пн		4	11	18	25
Вт		5	12	19	26
Ср		6	13	20	27
Чт		7	14	21	28
Пт	1	8	15	22	29
Сб	2	9	16	23	30
Вс	3	10	17	24	31
неделя	9	10	11	12	13

	Апрель				
Пн	1	8	15	22	29
Вт	2	9	16	23	30
Ср	3	10	17	24	
Чт	4	11	18	25	
Пт	5	12	19	26	
Сб	6	13	20	27	
Вс	7	14	21	28	
неделя	14	15	16	17	18

	Май				
Пн		6	13	20	27
Вт		7	14	21	28
Ср	1	8	15	22	29
Чт	2	9	16	23	30
Пт	3	10	17	24	31
Сб	4	11	18	25	
Вс	5	12	19	26	
неделя	18	19	20	21	22

	Июнь				
Пн		3	10	17	24
Вт		4	11	18	25
Ср		5	12	19	26
Чт		6	13	20	27
Пт		7	14	21	28
Сб	1	8	15	22	29
Вс	2	9	16	23	30
неделя	22	23	24	25	26

	Июль				
Пн	1	8	15	22	29
Вт	2	9	16	23	30
Ср	3	10	17	24	31
Чт	4	11	18	25	
Пт	5	12	19	26	
Сб	6	13	20	27	
Вс	7	14	21	28	
неделя	27	28	29	30	31

	Август				
Пн		5	12	19	26
Вт		6	13	20	27
Ср		7	14	21	28
Чт	1	8	15	22	29
Пт	2	9	16	23	30
Сб	3	10	17	24	31
Вс	4	11	18	25	
неделя	31	32	33	34	35

	Сентябрь					
Пн		2	9	16	23	30
Вт		3	10	17	24	
Ср		4	11	18	25	
Чт		5	12	19	26	
Пт		6	13	20	27	
Сб		7	14	21	28	
Вс	1	8	15	22	29	
неделя	35	36	37	38	39	40

	Октябрь				
Пн		7	14	21	28
Вт	1	8	15	22	29
Ср	2	9	16	23	30
Чт	3	10	17	24	31
Пт	4	11	18	25	
Сб	5	12	19	26	
Вс	6	13	20	27	
неделя	40	41	42	43	44

	Ноябрь				
Пн		4	11	18	25
Вт		5	12	19	26
Ср		6	13	20	27
Чт		7	14	21	28
Пт	1	8	15	22	29
Сб	2	9	16	23	30
Вс	3	10	17	24	
неделя	44	45	46	47	48

	Декабрь					
Пн		2	9	16	23	30
Вт		3	10	17	24	31
Ср		4	11	18	25	
Чт		5	12	19	26	
Пт		6	13	20	27	
Сб		7	14	21	28	
Вс	1	8	15	22	29	
неделя	48	49	50	51	52	1

2025

Январь

Пн		6	13	20	27
Вт		7	14	21	28
Ср	1	8	15	22	29
Чт	2	9	16	23	30
Пт	3	10	17	24	31
Сб	4	11	18	25	
Вс	5	12	19	26	
неделя	1	2	3	4	5

Февраль

Пн		3	10	17	24
Вт		4	11	18	25
Ср		5	12	19	26
Чт		6	13	20	27
Пт		7	14	21	28
Сб	1	8	15	22	
Вс	2	9	16	23	
неделя	5	6	7	8	9

Март

Пн		3	10	17	24	31
Вт		4	11	18	25	
Ср		5	12	19	26	
Чт		6	13	20	27	
Пт		7	14	21	28	
Сб	1	8	15	22	29	
Вс	2	9	16	23	30	
неделя	9	10	11	12	13	14

Апрель

Пн		7	14	21	28
Вт	1	8	15	22	29
Ср	2	9	16	23	30
Чт	3	10	17	24	
Пт	4	11	18	25	
Сб	5	12	19	26	
Вс	6	13	20	27	
неделя	14	15	16	17	18

Май

Пн		5	12	19	26
Вт		6	13	20	27
Ср		7	14	21	28
Чт	1	8	15	22	29
Пт	2	9	16	23	30
Сб	3	10	17	24	31
Вс	4	11	18	25	
неделя	18	19	20	21	22

Июнь

Пн		2	9	16	23	30
Вт		3	10	17	24	
Ср		4	11	18	25	
Чт		5	12	19	26	
Пт		6	13	20	27	
Сб		7	14	21	28	
Вс	1	8	15	22	29	
неделя	22	23	24	25	26	27

Июль

Пн		7	14	21	28
Вт	1	8	15	22	29
Ср	2	9	16	23	30
Чт	3	10	17	24	31
Пт	4	11	18	25	
Сб	5	12	19	26	
Вс	6	13	20	27	
неделя	27	28	29	30	31

Август

Пн		4	11	18	25
Вт		5	12	19	26
Ср		6	13	20	27
Чт		7	14	21	28
Пт	1	8	15	22	29
Сб	2	9	16	23	30
Вс	3	10	17	24	31
неделя	31	32	33	34	35

Сентябрь

Пн	1	8	15	22	29
Вт	2	9	16	23	30
Ср	3	10	17	24	
Чт	4	11	18	25	
Пт	5	12	19	26	
Сб	6	13	20	27	
Вс	7	14	21	28	
неделя	36	37	38	39	40

Октябрь

Пн		6	13	20	27
Вт		7	14	21	28
Ср	1	8	15	22	29
Чт	2	9	16	23	30
Пт	3	10	17	24	31
Сб	4	11	18	25	
Вс	5	12	19	26	
неделя	40	41	42	43	44

Ноябрь

Пн		3	10	17	24
Вт		4	11	18	25
Ср		5	12	19	26
Чт		6	13	20	27
Пт		7	14	21	28
Сб	1	8	15	22	29
Вс	2	9	16	23	30
неделя	44	45	46	47	48

Декабрь

Пн	1	8	15	22	29
Вт	2	9	16	23	30
Ср	3	10	17	24	31
Чт	4	11	18	25	
Пт	5	12	19	26	
Сб	6	13	20	27	
Вс	7	14	21	28	
неделя	49	50	51	52	1

Январь

01 Пн _______________
02 Вт _______________
03 Ср _______________
04 Чт ◗ _____________
05 Пт _______________
06 Сб _______________
07 Вс _______________
08 Пн _______________
09 Вт _______________
10 Ср _______________
11 Чт ● _____________
12 Пт _______________
13 Сб _______________
14 Вс _______________
15 Пн _______________
16 Вт _______________
17 Ср _______________
18 Чт ◗ _____________
19 Пт _______________
20 Сб _______________
21 Вс _______________
22 Пн _______________
23 Вт _______________
24 Ср _______________
25 Чт ○ _____________
26 Пт _______________
27 Сб _______________
28 Вс _______________
29 Пн _______________
30 Вт _______________
31 Ср _______________

Февраль

01 Чт _______________
02 Пт _______________
03 Сб _______________
04 Вс _______________
05 Пн ○ _____________
06 Вт _______________
07 Ср _______________
08 Чт _______________
09 Пт _______________
10 Сб _______________
11 Вс _______________
12 Пн _______________
13 Вт ◗ _____________
14 Ср _______________
15 Чт _______________
16 Пт _______________
17 Сб _______________
18 Вс _______________
19 Пн _______________
20 Вт ● _____________
21 Ср _______________
22 Чт _______________
23 Пт _______________
24 Сб _______________
25 Вс _______________
26 Пн _______________
27 Вт ◗ _____________
28 Ср _______________
29 Чт _______________

     ● Новолуние   ◗ Растущая луна

Март	Апрель
01 Пт	01 Пн
02 Сб	02 Вт
03 Вс	03 Ср
04 Пн	04 Чт
05 Вт	05 Пт
06 Ср	06 Сб ○
07 Чт ○	07 Вс
08 Пт	08 Пн
09 Сб	09 Вт
10 Вс	10 Ср
11 Пн	11 Чт
12 Вт	12 Пт
13 Ср	13 Сб ◐
14 Чт	14 Вс
15 Пт ◐	15 Пн
16 Сб	16 Вт
17 Вс	17 Ср
18 Пн	18 Чт
19 Вт	19 Пт
20 Ср	20 Сб ●
21 Чт ●	21 Вс
22 Пт	22 Пн
23 Сб	23 Вт
24 Вс	24 Ср
25 Пн	25 Чт
26 Вт	26 Пт
27 Ср	27 Сб ◐
28 Чт	28 Вс
29 Пт ◐	29 Пн
30 Сб	30 Вт
31 Вс	

◐ Полнолуние   ○ Убывающая луна   21

Май

01 Ср ☽ _______________
02 Чт _______________
03 Пт _______________
04 Сб _______________
05 Вс _______________
06 Пн _______________
07 Вт _______________
08 Ср ● _______________
09 Чт _______________
10 Пт _______________
11 Сб _______________
12 Вс _______________
13 Пн _______________
14 Вт _______________
15 Ср ◑ _______________
16 Чт _______________
17 Пт _______________
18 Сб _______________
19 Вс _______________
20 Пн _______________
21 Вт _______________
22 Ср _______________
23 Чт ○ _______________
24 Пт _______________
25 Сб _______________
26 Вс _______________
27 Пн _______________
28 Вт _______________
29 Ср _______________
30 Чт ◐ _______________
31 Пт _______________

Июнь

01 Сб _______________
02 Вс _______________
03 Пн _______________
04 Вт _______________
05 Ср _______________
06 Чт ● _______________
07 Пт _______________
08 Сб _______________
09 Вс _______________
10 Пн _______________
11 Вт _______________
12 Ср _______________
13 Чт _______________
14 Пт ◑ _______________
15 Сб _______________
16 Вс _______________
17 Пн _______________
18 Вт _______________
19 Ср _______________
20 Чт _______________
21 Пт _______________
22 Сб ○ _______________
23 Вс _______________
24 Пн _______________
25 Вт _______________
26 Ср _______________
27 Чт _______________
28 Пт ◐ _______________
29 Сб _______________
30 Вс _______________

   ● Декабрь   ☽ Растущая луна

Июль	Август
01 Пн	01 Чт
02 Вт	02 Пт
03 Ср	03 Сб
04 Чт	04 Вс ●
05 Пт	05 Пн
06 Сб ●	06 Вт
07 Вс	07 Ср
08 Пн	08 Чт
09 Вт	09 Пт
10 Ср	10 Сб
11 Чт	11 Вс
12 Пт	12 Пн
13 Сб	13 Вт
14 Вс	14 Ср
15 Пн	15 Чт
16 Вт	16 Пт
17 Ср	17 Сб
18 Чт	18 Вс
19 Пт	19 Пн ○
20 Сб	20 Вт
21 Вс ○	21 Ср
22 Пн	22 Чт
23 Вт	23 Пт
24 Ср	24 Сб
25 Чт	25 Вс
26 Пт	26 Пн
27 Сб	27 Вт
28 Вс	28 Ср
29 Пн	29 Чт
30 Вт	30 Пт
31 Ср	31 Сб

◖ Полнолуние   ○ Убывающая луна

Сентябрь

01 Вс
02 Пн
03 Вт ●
04 Ср
05 Чт
06 Пт
07 Сб
08 Вс
09 Пн
10 Вт
11 Ср ◗
12 Чт
13 Пт
14 Сб
15 Вс
16 Пн
17 Вт
18 Ср ○
19 Чт
20 Пт
21 Сб
22 Вс
23 Пн
24 Вт ◖
25 Ср
26 Чт
27 Пт
28 Сб
29 Вс
30 Пн

Октябрь

01 Вт
02 Ср ●
03 Чт
04 Пт
05 Сб
06 Вс
07 Пн
08 Вт
09 Ср
10 Чт ◗
11 Пт
12 Сб
13 Вс
14 Пн
15 Вт
16 Ср
17 Чт ○
18 Пт
19 Сб
20 Вс
21 Пн
22 Вт
23 Ср
24 Чт ◖
25 Пт
26 Сб
27 Вс
28 Пн
29 Вт
30 Ср
31 Чт

● Декабрь   ◗ Растущая луна

Ноябрь		Декабрь	
01 Пт ●		01 Вс ●	
02 Сб		02 Пн	
03 Вс		03 Вт	
04 Пн		04 Ср	
05 Вт		05 Чт	
06 Ср		06 Пт	
07 Чт		07 Сб	
08 Пт		08 Вс	
09 Сб ☽		09 Пн	
10 Вс		10 Вт	
11 Пн		11 Ср	
12 Вт		12 Чт	
13 Ср		13 Пт	
14 Чт		14 Сб	
15 Пт ○		15 Вс ○	
16 Сб		16 Пн	
17 Вс		17 Вт	
18 Пн		18 Ср	
19 Вт		19 Чт	
20 Ср		20 Пт	
21 Чт		21 Сб	
22 Пт		22 Вс ☾	
23 Сб ☾		23 Пн	
24 Вс		24 Вт	
25 Пн		25 Ср	
26 Вт		26 Чт	
27 Ср		27 Пт	
28 Чт		28 Сб	
29 Пт		29 Вс	
30 Сб		30 Пн ●	
		31 Вт	

☾ Полнолуние ○ Убывающая луна

25 Понедельник

26 Вторник

27 Среда

Четверг **28**

Пятница **29**

Суббота **30**

Примечания

Воскресенье **31**
Канун Нового года

Упражнение для 1-й и 2-й недели - ЭЗ №. 1

Первоначальные движения

Из изобилия числа 0, ничего не значащего, символа бесконечного кольца, которое, в то же время, заключает в себе все известное и неизвестное, включая невидимую энергию вселенной, окружающую нас, возникло число 1, символизирующее первый шаг, начало движения. Это число 1 дает свободной энергии и свету направление движения, указывая цель.

Все начинания, вся жизнь, каждое изменение, все начинается с первого движения. Это относится и к каждому развитию и к каждому прогрессу. Всему этому необходимы упражнения, будь то физические или умственные.

Для того, чтобы начать новый год, Годовой круг Джин Шин Джитсу, начинается с «первого шага», способности двигаться. Эта первоначальная энергия движения исходит из внутренней области колена, энергетического замка №. 1, там, где начинаются наши истинные шаги, где мы поднимаем ноги и делаем движение вперед. Но этот символ ЭЗ 1 помогает не только нашему телу перемещаться из одного места в другое, но и помогает нашему духовному развитию, прогрессу и поиску верных решений.

Каждое из следующих чисел может быть составлено из последовательности 1. Это показывает нам уникальное значение этого первого числа, из которого может возникнуть все остальное.

Удерживание энергетического замка №. 1 помогает при:

- беспокойстве, самосознании
- придании решительности, мужества
- разрешении внутренних конфликтов
- поиске решений
- умении отпустить
- начинании чего-то нового

Помогает при проблемах со здоровьем:

- расслабляет и освобождает область головы и живота
- помогает пищеварению
- освобождает дыхание, особенно при выдохе
- проблемах при глотании, икоте

▶ Удерживайте оба ЭЗ 1 (наиболее удобно держать перек-
  рещенными) [ЭЗ высший 1 особенно эффективен при
  проблемах с пищеварением и тошноте.]

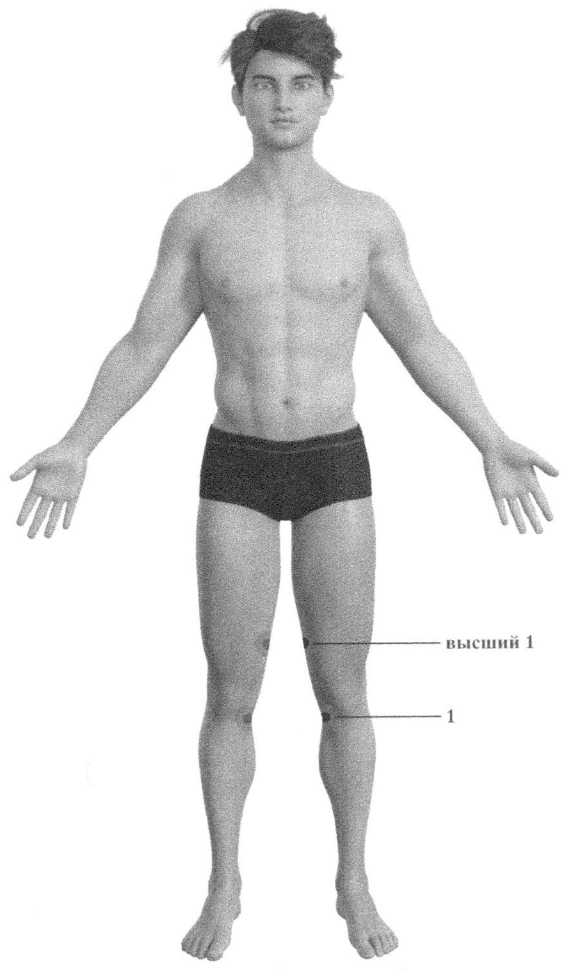

▶ В качестве альтернативы обхватите большие пальцы
  (левый или правый; слегка развернутыми руками можно
  удерживать оба больших пальца одновременно.)

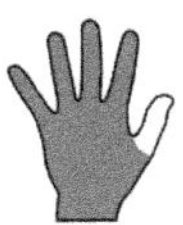

01 Понедельник
Новый год

02 Вторник
Новогодние каникулы

03 Среда
Новогодние каникулы

Четверг 04
Новогодние каникулы

Пятница 05
Новогодние каникулы

Суббота 06

Воскресенье 07
Рождество Христово

Примечания

08 Понедельник

09 Вторник

10 Среда

Четверг 11

Пятница 12

Суббота 13

Воскресенье
Старый новый год 14

Примечания

Упражнение для 3-й и 4-й недели - ЭЗ №. 2

Мудрость – жизненная сила и жизненная энергия всего живого

В то время, как число 1 связано с солнцем и является нечетным, «мужским» числом, число 2, как и все четные числа, является «женским». Подобно луне, которая отражает свет солнца, число 2 зависит от числа 1 и является продолжением начатого потока энергии. Энергия числа 2 восходящая и связана со вдохом. Энергия поднимается от наших ног, по задней части тела, к голове и выше, тем самым готовя обновленный цикл энергии. В связи с чем, этот энергетический замок особенно помогает при проблемах с обеими стопами. Число 2 вообще обладает фундаментальным принципом нашего тела, так как в нашем организме почти все является парным: руки, уши, глаза, легкие, почки и т. д.

Благодаря своему положению, на концах наших тазовых костей, число 2 наблюдает и заряжает энергией наши ноги и нижнюю часть тела. Как и в случае с числами, изменение начинается с 2-х, с выбора вариантов, появления возможностей, но также, и противоположностей. Число соединяет низ и верх, и поэтому один из его основных принципов — «что вверху, то и внизу». Итак, когда низ освобождается и очищается, энергия может свободно течь вверх, а когда этот энергетический замок свободен, то же происходит и с нашим дыханием и пищеварением.

Удерживание энергетического замка №. 2 помогает:
* в принятии себя и других
* выстроить мосты, преодолевать разногласия и раздоры
* разрешить сомнения
* свободно вдохнуть и отпустить

Помогает при проблемах со здоровьем:
* проблемы в ногах, особенно напряжение
* осанка
* проблемы со спиной и усталость ног во время беременности
* проблемы с позвоночником, такие, как люмбаго
* остеопороз, строение тела и костей

▶ Удерживайте оба энергетических замка №. 2 [ЭЗ 2]
(Эта поза особенно удобна в выполнении стоя.)

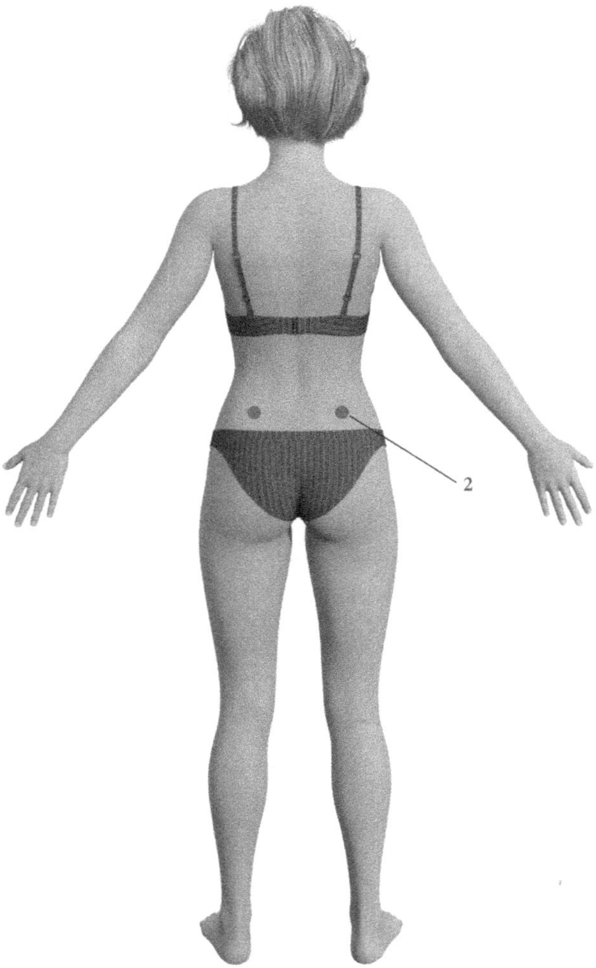

▶ В качестве альтернативы обхватите безымянный палец
(левый или правый)

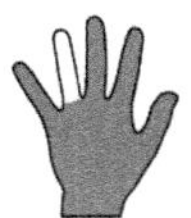

15 Понедельник

16 Вторник

17 Среда

Четверг **18**

Пятница **19**

Суббота **20**

Примечания

Воскресенье **21**

22 Понедельник

23 Вторник

24 Среда

Четверг **25**

Пятница **26**

Суббота **27**

Примечания

Воскресенье **28**

Упражнение для 5-й и 6-й недели – ЭЗ №. 3

Дверь – понимание – естественная защита

Число 3 – очень важное число, особенно в христианских религиях, не только, как символ единства, но и тайны. Это число расширяет диапазон возможностей, начатых числом 2, и расширяет его до трех измерений. Таким образом, число 3 оказывает уникальное значение на нашу жизнь, ведь без наличия трех измерений мы не могли бы существовать.

Число 3 расположено на самом верху нашей спины, в этой позиции оно несет сохранность за наши легкие, а также оно специализируется на дыхании, как вдохе, так и выдохе.

Как уже упоминалось во введении, значения чисел также определяются их контрольными суммами. Так, простое число, 3 несет еще и дополнительные значения и функции от двух чисел, из которых оно образовано, - от своих «родителей» 1 и 2.

Удерживание энергетического замка №. 3 помогает:
* лучше понимать различные мнения
* выступать посредником между противоположностями
* находить компромиссы

Помогает при проблемах со здоровьем:
* легкие, особенно бронхи и кашель с мокротой
* вдох и выдох
* иммунная система
* лимфатические узлы
* нервные пути
* больное горло
* плечи, шея, руки и все пальцы
* жар
* простуда, грипп
* конгестия, особенно в паху и ногах

▶ Удерживайте оба энергетических замка №. 3 [ЭЗ 3]
(Свободно скрестите руки на плечах.)

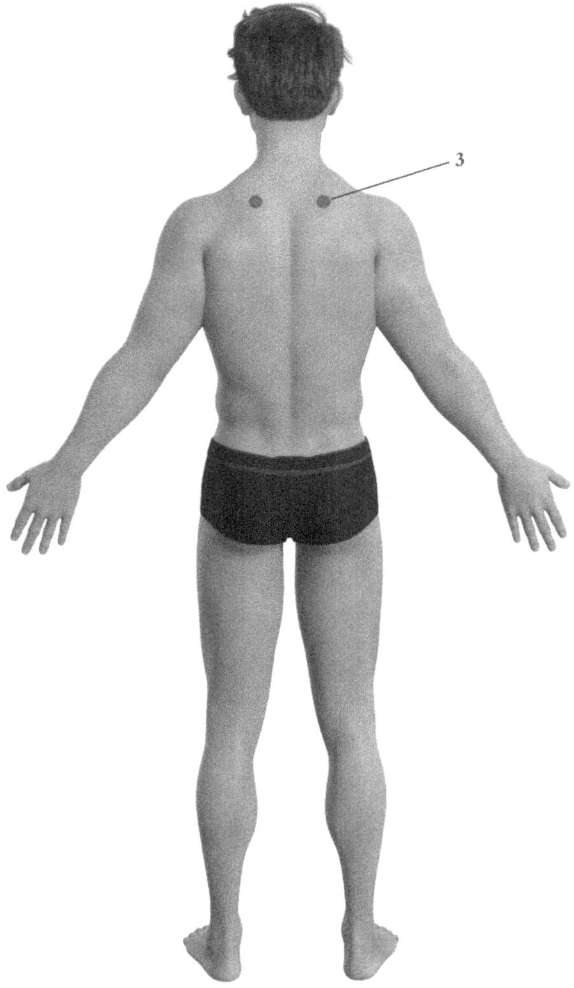

▶ В качестве альтернативы обхватите средний палец
(левый или правый)

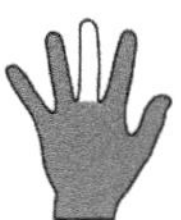

29 Понедельник

30 Вторник

31 Среда

Четверг **01**

Пятница **02**

Суббота **03**

Примечания

Воскресенье **04**

05 Понедельник

06 Вторник

07 Среда

Четверг **08**

Пятница **09**

Суббота **10**
Китайский Новый год

Воскресенье **11**

Примечания

Упражнение для 7-й и 8-й недели – ЭЗ №. 4

Окно

С числом 4 наш разум выходит за пределы трехмерного измерения, таким образом, открывая для себя другое измерение. Значение числа заключает в себе ментальное восприятие реальных вещей, их понимание и видение, и связывает нас с пониманием тех вещей, которые выходят за пределы нас.

Поэтому число 4 очень точно называют «окном», смотрящим за пределы чисто физического существования. Расположенное в нижней части черепа, на шее, это число охраняет связь между головой и телом, а также между головным и спинным мозгом и, следовательно, всеми нашими телесными функциями.

Благодаря этому важному положению защитника всего тела, это число также рассматривается как портал между нашим существованием и потусторонним миром, а также это число образует мост к его китайскому значению «смерть».

Если удерживать это число, оно никогда не подтолкнет нас к принятию решения, но и не отнимет его у нас, но вместо этого, всегда исцелит и поможет нам.

Удерживание энергетического замка №. 4 помогает:
* сосредоточить мысли
* сфокусировать взор, также и внутрь себя
* в понимании и формировании новых идей
* найти свое предназначение и примириться с ним

Помогает при проблемах со здоровьем:
* глаза
* нос и пазухи
* напряжение в шее
* тонзиллит
* истощение и усталость
* бессонница
* беременность
* головная боль, мигрень
* головокружение
* шок

▶ Удерживайте оба энергетических замка № 4 [ЭЗ 4]
в нижней части черепа.

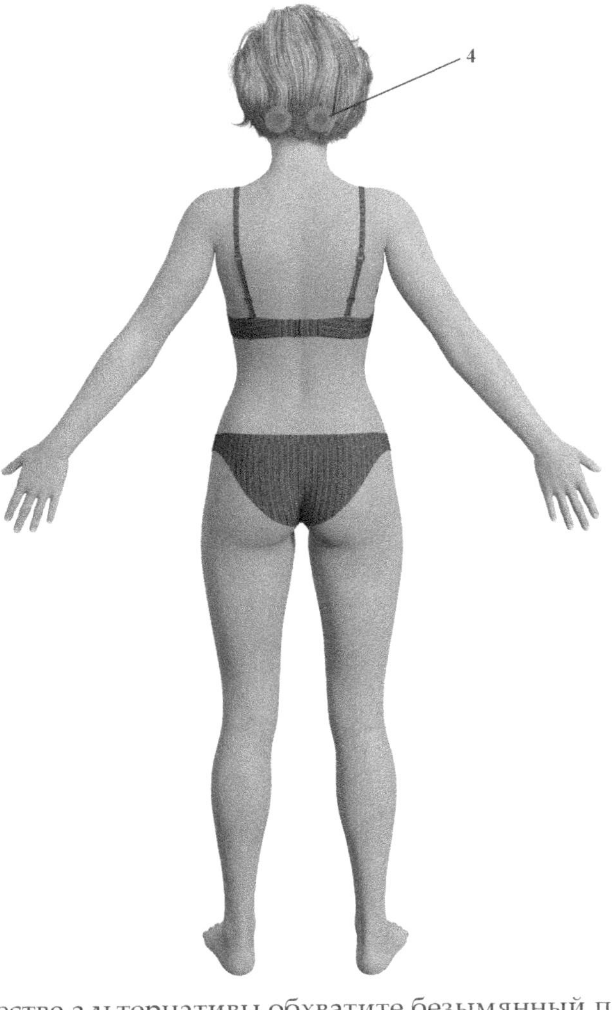

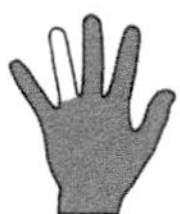

▶ В качестве альтернативы обхватите безымянный палец
(левый или правый)

12 Понедельник
Масленица

13 Вторник

14 Среда
день святого Валентина

Четверг **15**

Пятница **16**

Суббота **17**

Примечания

Воскресенье **18**

19 Понедельник

20 Вторник

21 Среда

Четверг 22

Пятница 23
День защитника Отечества

Суббота 24

Воскресенье 25

Примечания

Упражнение для 9-й и 10-й недели – ЭЗ №. 5

Обновление – борьба со страхами

С цифрой 5 мы входим на новый уровень – новый этаж нашего дома. В то время, как фундаментом стала основа нашего существования, второй этаж определяет наш образ мыслей и наши подходы к действию.

Число 5 – это уникальное число для нашего тела, ведь у нас 5 пальцев на руках, 5 пальцев на ногах и 5 чувств. Это число призывает нас действовать, проснуться, обращать внимание, работать над собой и исправлять себя. Недаром, чтобы показать готовность к борьбе, солдаты били себя по этому месту на ноге.

Но не только это, число 5 означает цель и направление. Мы знаем 4 стороны света: север, запад, юг и восток. И 5-е направление вверх, по прямой линии к небу.

Это число положительно влияет, когда физически человек двигается в одном направлении, в то время, как мысли блуждают в другом.

Удерживание энергетического замка №. 5 помогает при:

* новых начинаниях
* поиске новых путей, в преодолении старых привычек
* в самосовершенствовании, смелости, уверенности в себе
* борьбе со страхами
* принятии новых ситуаций или вещей
* стать активным в собственных намерениях
* сформировать разум, чтобы преодолеть себя

Помогает при проблемах со здоровьем:

* общая боль
* вялость, недостаток энергии
* ослабляет и очищает область груди
* боль в плечах, символизирующие сброс груза, снятие напряжения
* уши, ясный слух
* пищеварение
* регенерация, восстановление

▶ Удерживайте оба энергетических замка №. 5 [ЭЗ 5] ниже внутренней лодыжки.

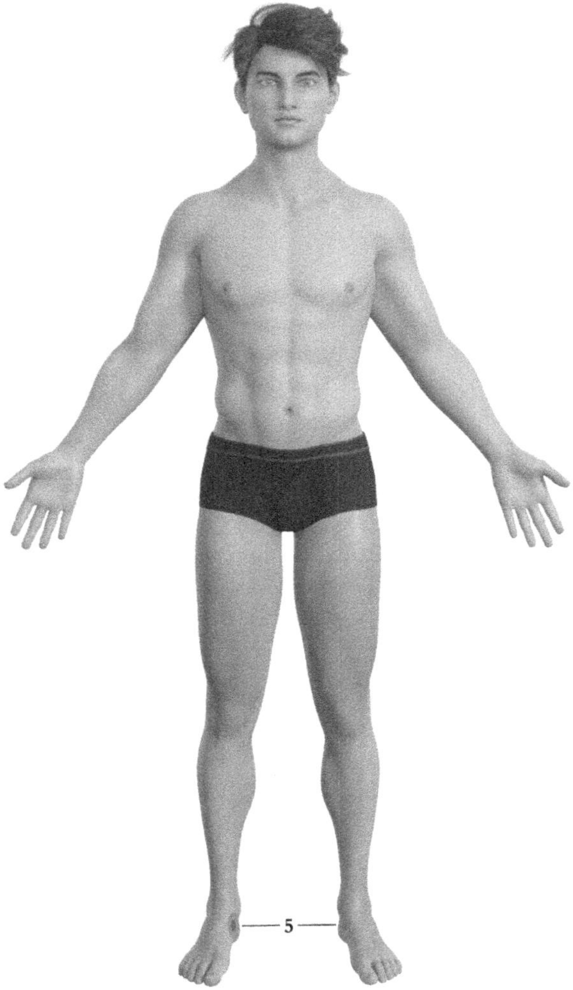

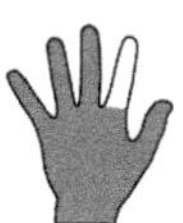

▶ В качестве альтернативы обхватите указательный палец (левый или правый; оба указательных пальца также можно держать одновременно.)

26 Понедельник

27 Вторник

28 Среда

Четверг **29**

Пятница **01**

Суббота **02**

Примечания

Воскресенье **03**

04 Понедельник

05 Вторник

06 Среда

Четверг 07

Пятница 08
Международный женский день

Суббота 09

Воскресенье 10

Примечания

Упражнение для 11-й и 12-й недели – ЭЗ №. 6

Равновесие – проницательность

Число 6 достаточно непросто определить, так как его положение на ноге является не для всех одинаковым. Есть, однако, небольшой совет, который поможет Вам быстрее отыскать этот энергетический замок. Поищите его на подошве, в своде стопы, сразу за подушечками пальцев, в этом месте Вы ощутите болевые ощущения, если туда немного надавить.

Для числа 6 большую трудность составляет стоять и балансировать, о чем говорит его круглая О-образная форма, с присоединенным крылом.

Таким образом, значение этого числа – это осанка, умение стоять прямо и поддерживать правильный баланс в вещах и решениях.

Личное развитие невозможно без рефлексивного мышления, поэтому эти целенаправленные мыслительные процессы важны для нашего роста и процветания.

С правильной осанкой мы можем стоять, наблюдать, размышлять и, впоследствии, правильно реагировать.

Удерживание энергетического замка №. 6 помогает при:

- нахождении баланса в наших мыслях
- в пересмотре многих вещей, чтобы вдальнейшем на них учиться и расти
- оставаться реалистичным
- уметь понимать
- сделать правильный выбор, на который не будет влиять уже приобретенный жизненный опыт
- найти гармонию

Помогает при проблемах со здоровьем:

- физический баланс, осанка
- костная структура, остеопороз
- позвоночник, спина, бедра, плечи, руки, кисти рук
- легкие
- пищеварение
- грибковые инфекции
- головокружение

▶ Удерживайте оба энергетических замка №. 6 [ЭЗ 6] во внутренней стороне свода стопы, за подушечками пальцев.

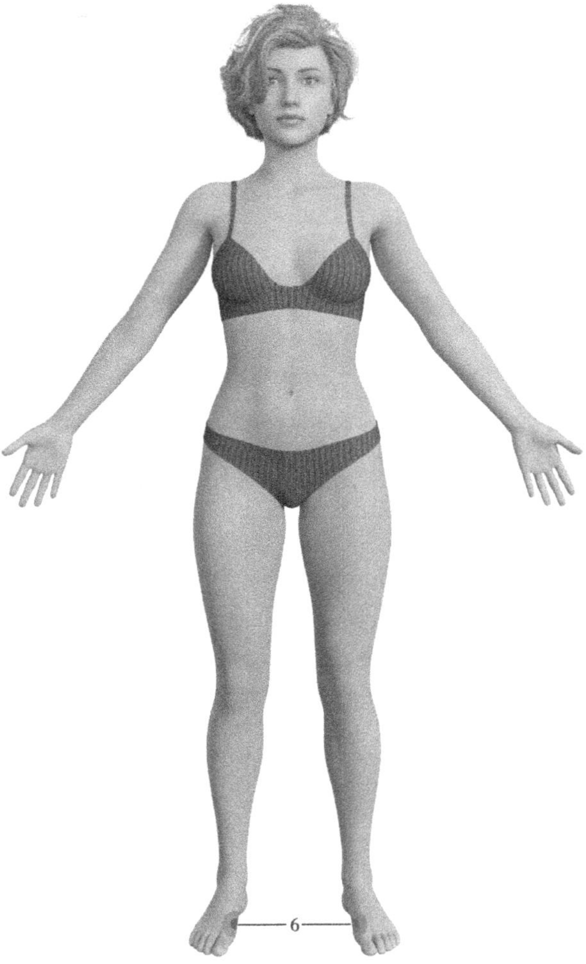

▶ В качестве альтернативы обхватите средний палец (левый или правый)

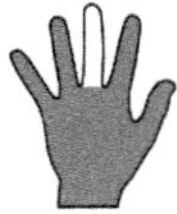

11 Понедельник

12 Вторник

13 Среда

Четверг **14**

Пятница **15**

Суббота **16**

Примечания

Воскресенье **17**

18 Понедельник

19 Вторник

20 Среда
Весеннее равноденствие

Четверг **21**

Пятница **22**

Суббота **23**

Примечания

Воскресенье **24**

Упражнение для 13-й и 14-й недели – ЭЗ №. 7

Победа – абсолютная жизненная сила

Для того, чтобы наша энергия могла достичь этого конечного замка нашего тела, который находится у основания большого пальца ноги и, таким образом, дальше всего от нашего мозга, весь поток энергии до этого замка должен функционировать точно и без перерыва.

Если это так, то это повод для праздника, что поможет почувствовать победу. Это в особенности относится к балеринам, которые часто используют этот замок, тем самым бросая вызов гравитации своим очаровательным артистизмом.

Число 7 является основополагающим для нашей жизни. Мы знаем 7 дней недели, 7 законов природы, 7 кристаллических систем и т.д.

Как бы далеко не располагалось от головы число 7, оно прочно связано с нашим мозгом, нашей жизненной силой и нашей способностью чувствовать счастье.

Удерживание энергетического замка №. 7 помогает при:

- ощутить счастье
- повысить жизненный тонус и жизненные силы
- очистить голову
- не терять прочную основу под ногами, пока наши мысли где-то «летают»
- в духовном развитии

Помогает при проблемах со здоровьем:

- пищеварение
- давление в области грудной клетки
- астма, затрудненное дыхание
- аллергический ринит, аллергия
- шоковое состояние
- тошнота
- головокружение

▶ Удерживайте оба энергетических замка №. 7 [ЭЗ 7] снизу и сверху больших пальцев ног.

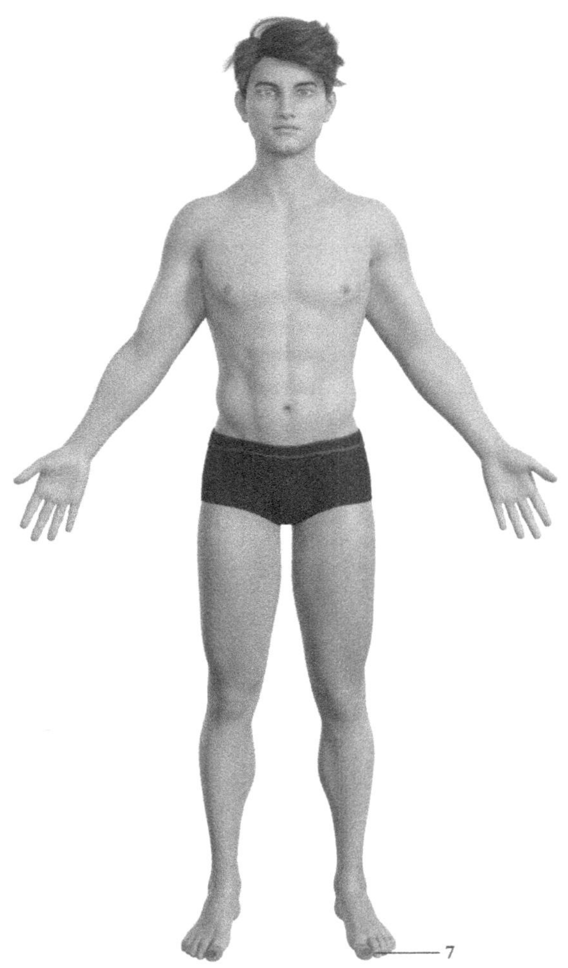

▶ В качестве альтернативы обхватите безымянный палец (левый или правый).

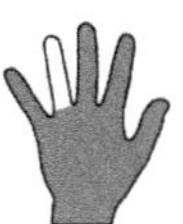

25 Понедельник

26 Вторник

27 Среда

Четверг **28**

Пятница **29**

Суббота **30**

Примечания

Воскресенье **31**

01 Понедельник

02 Вторник

03 Среда

Четверг **04**

Пятница **05**

Суббота **06**

Примечания

Воскресенье **07**

Упражнение для 15-й и 16-й недели – ЭЗ №. 8

Ритм – Сила – Спокойствие

Число 8 в горизонтальной позиции известно, как символ бесконечности. Число 8 состоит из двух 0-образных кругов, расположенных один над другим, что удваивает значение числа 0.

Как уже было описано ранее под №1, число 0 означает всеобъемлющую, неиссякаемую энергию, которая повсюду окружает нас. Японская Книга Мудрости называет его «Космическим Яйцом». Таким образом, число 8 соединяет небо и землю, в бесконечном движении и жизненной силе, без начала или конца, охватывая все своими бесконечными кругами.

Как пишет Мэри Бёрмайстер, число 8 – это «наивысшее женское число» в целительном искусстве Джин Шин. Это может быть удивительно, так, как общее число энергетических замков достигает 26. Но общая сумма чисел ни одного из последующих чисел, даже 26, не превышает 8. Все четные числа связаны с «женским» элементом, все нечетные – с «мужским». «Мужские» энергетические замки помогают энергии спуститься вниз по телу, таким образом освобождаясь и решая проблемы, например связанные с пищеварением, плохими предчувст-виями или тревожными воспоминаниями.

«Женские» энергетические замки, напротив, помогают энергии подниматься вверх по задней части тела, распространяя положитель-ную энергию, которая будет нас питать, ободрять и исцелять.

Это число расположено ниже колена, на внешней стороне голени, оно помогает нам найти правильный ритм и отстаивать то, во что мы верим.

Удерживание энергетического замка №. 8 помогает при:

- взять на себя ответственность, отстаивать свою позицию
- принять правильное решение и найти правильную для себя позицию
- танцевать

Помогает при проблемах со здоровьем:

- дислексия, помогает двум полушариям мозга правильно работать вместе
- мышечное напряжение, судороги, особенно в икрах
- проблемы с кожей, акне, ожоги, радиационное поражение
- репродукция и связанные с этим органы
- простата, область малого таза
- диарея и запор, а также общее восприятие и функции выделения

▶ Удерживайте оба энергетических замка №. 8 [ЭЗ 8] на внешней части голени.

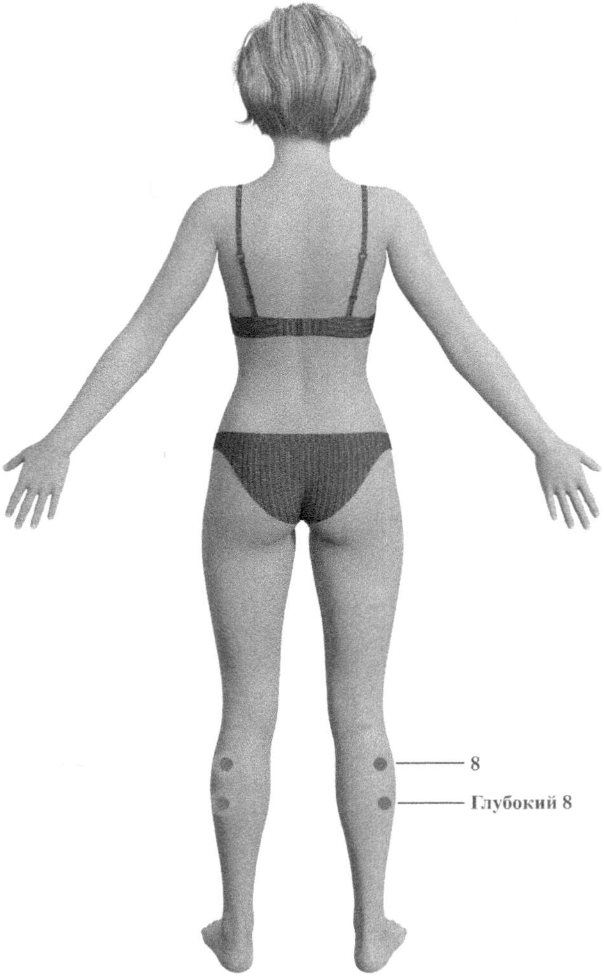

▶ В качестве альтернативы обхватите указательный палец (левый или правый; оба указательных пальца также можно обхватить одновременно.)

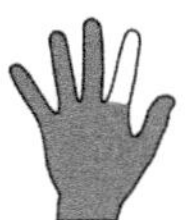

08 Понедельник

09 Вторник

10 Среда

Четверг **11**

Пятница **12**

Суббота **13**

Примечания

Воскресенье **14**

15 Понедельник

16 Вторник

17 Среда

Четверг **18**

Пятница **19**

Суббота **20**

Примечания

Воскресенье **21**

Упражнение для 17-й и 18-й недели – ЭЗ №. 9

Конец одного цикла и начало нового

До сих пор мы познакомились только с активными числами. Число 9, напротив, является пассивным, оно нуждается во внешнем влиянии, чтобы начать действовать. Сами мы не можем добраться до области на спине между лопатками и позвоночником. В качестве альтернативы, чтобы достигнуть это число, можно обхватить предплечья примерно на том же уровне, что и энергетический замок на спине. (Позже мы увидим, что эта область на руке, где расположен энергетический замок 19, тесно связана с числом 9.)

Начертание данного числа подобно полному кругу или числу "0", где видно, что цикл полностью завершился, и нам нужен внешний триггер для запуска нового круга.

Но число 9 дает нам надежду на то, что у каждого начала есть конец, а каждый конец означает, что начинается что-то новое. Энергетический замок 9 означает нерешенные проблемы, которые снова и снова приводят нас к одной и той же реакции, как по замкнутому кругу. Поэтому нам необходимо остановиться и подумать, над нашей ошибкой и причиной наших проблем, чтобы мы могли найти решение и, наконец, изменить наш образ действий.

Удерживание энергетического замка №. 9 помогает при:
- при решении давних проблем, изменить поведение
- найти силы для преодоления зависимостей
- справиться с переменами

Помогает при проблемах со здоровьем:
- конгестия в области грудной клетки
- дыхание, астма, лобные пазухи, околоносовые пазухи
- аллергический ринит, аллергия
- спина, бедра, ноги и ступни
- голова
- артериальное давление
- беременность
- рост и развитие организма в подростковом возрасте

▶ Удерживайте оба энергетических замка №. 9 [ЭЗ 9].
Так как до этой области тела трудно дотянуться самому,
обнимите себя и обхватите руками предплечья примерно
на той же высоте, что и замок 9 на спине. Эта область
называется «высший 19» и тесно связана с ЭЗ 9.

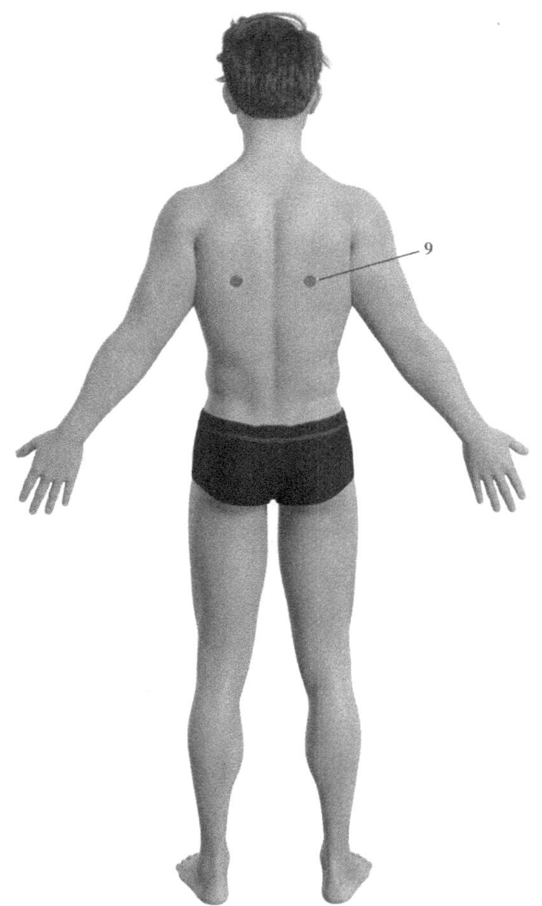

▶ В качестве альтернативы обхватите большой палец
(левый или правый; при слегка вывернутой руке можно
держать оба больших пальца одновременно.)

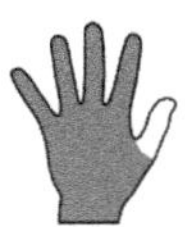

22 Понедельник

23 Вторник

24 Среда

Четверг **25**

Пятница **26**

Суббота **27**

Примечания

Воскресенье **28**

29 Понедельник

30 Вторник

01 Среда
Праздник Весны и Труда

Четверг **02**

Пятница **03**

Суббота **04**

Примечания

Воскресенье
Пасха **05**

Упражнение для 19-й и 20-й недели – ЭЗ №.10

Выход безграничной жизненной силы – резервуар изобилия

Число 10 имеет особое значение для нашего тела, так у нас есть 10 пальцев ног и рук. На этом числе основано большинство единиц измерения и систем счисления, а также оно используется в религии, где есть 10 заповедей и мистическое толкование в Каббале, показывают центральное значение этого числа, которое находится в «сердце» всех вещей.

Как четное число, 10 соотносится с "женским" элементом, но число 10 в равной мере приводит в движение «мужскую» и «женскую» энергии. Несмотря на то, что целительное искусство Джин Шин Джитсу соотносит «мужскую» и «женскую» энергию с числами, это совсем не означает, что, например, мужское число предназначено только для мужчин! Мы состоим из гармонии и свободно текущей энергии, а это задействует в равной степени оба элемента. Число 10 – очень сбалансированное число, в равной степени удовлетворяющее потребности, как в освобождении, так и в получении восходящей и нисходящей энергии. Следовательно, число 10 также особенно важно для дыхания и кровообращения.

Это число обладает изобилием жизненной силы и движения и также состоит из двух частей, где 1 связано с областью колена, а 0 является бесконечным источником энергии. Таким образом, 10 – идеальный энергетический замок при занятиях спортом.

Удерживание энергетического замка №. 10 помогает при:

* в делах, к которым лежит душа
* в спорте и других видах деятельности, связанных с энергией
* в исполнении обязанностей и достижении баланса

Помогает при проблемах со здоровьем:

* бедра, шея, плечи, травма колена или боль в колене
* латеральный эпикондилит, локоть теннисиста
* сердце, артериальное давление, кровообращение, головокружение
* Глаза, почки
* ум, обучение (дислексия)
* дыхание, напряжение в области груди
* голос

► Удерживайте оба энергетических замка №. 10 [ЭЗ 10].
Как и в случае с числом 9, до этой области на спине трудно
дотянуться самостоятельно, но этот обхват можно
заменить, обхватив плечевую кость на уровне числа на
спине. Эта область на руке называется «высший 19» и тесно
связана с числами 9 и 10, хотя 10 и находится немного выше.

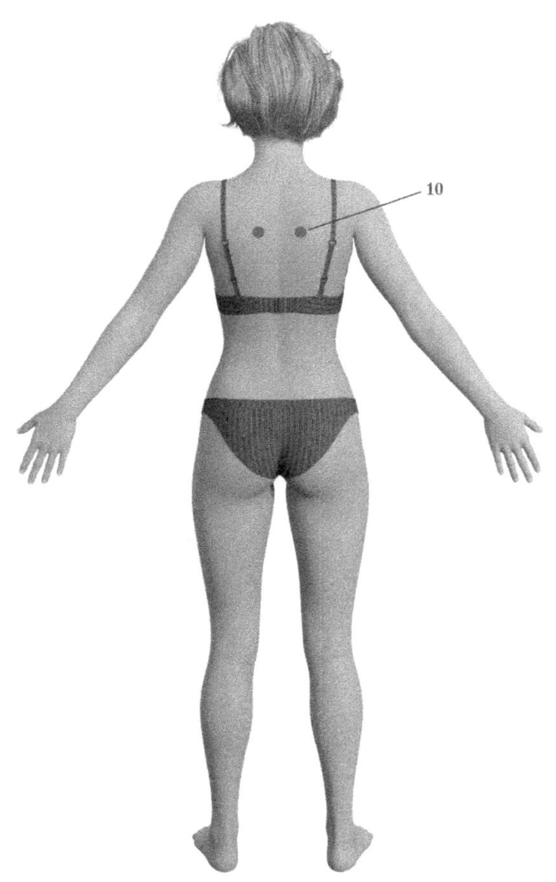

► В качестве альтернативы обхватите указательный палец
(левый или правый; оба указательных пальца также можно
держать одновременно.)

06 Понедельник

07 Вторник

08 Среда

Четверг
День Победы

09

Пятница

10

Суббота

11

Воскресенье

12

Примечания

13 Понедельник

14 Вторник

15 Среда

Четверг 16

Пятница 17

Суббота 18

Примечания

Воскресенье 19

Упражнение для 21-й и 22-й недели – ЭЗ №. 11

Справедливость – сброс лишнего груза

Число 11 находится на плечах ближе к шее, как раз в том месте, где чувствуется боль, если нажать сильнее. Это говорит о том, что вы достигли нужного места, но делайте это аккуратно, чтобы не навредите себе. Чтобы привести энергию в движение, просто коснитесь этой области пальцами.

Со всеми вещами, которые мы вынуждены носить с собой изо дня в день, как физически, так и умственно, наши плечи обременены ненужным грузом, который блокирует нашу энергию и благополучие. Следовательно, этот энергетический замок играет важную роль в снятии всех наших физических блокад и освобождении разума от излишней нагрузки, чтобы мы могли снова иметь возможность свободно дышать и легче двигаться.

Точно так же, как несправедливость тянет нас вниз и отягощает, напротив справедливость освобождает и вдохновляет нас. Этот процесс отражается на числе 11. Также примечательно, что люди, которые должны быть удостоены общественной чести за их выдающиеся достижения или важность, особо "выделяются" такими знаками отличия, как погоны, как будто особо отмечая важность этой области тела, через которую проходит почти вся энергия.

Удерживание энергетического замка №. 11 помогает при:

- освобождении ума от старого бремени и забот
- в принятии решения
- в работе с чувством вины, страхом и напрасными усилиями

Помогает при проблемах со здоровьем:

- осанка
- голова, шея, плечи, руки, кисти рук, пальцы
- область груди
- дыхание и кровообращение
- кровь, особенно кровеносные сосуды, вены
- бедра, ноги
- люмбаго, радикулит
- поджелудочная железа, органы пищеварения
- пищеварение в целом, особенно усвоение и выделение

▶ Удерживайте оба энергетических замка №. 11 [ЭЗ 11] крестообразно или также параллельно между плечами и шеей.

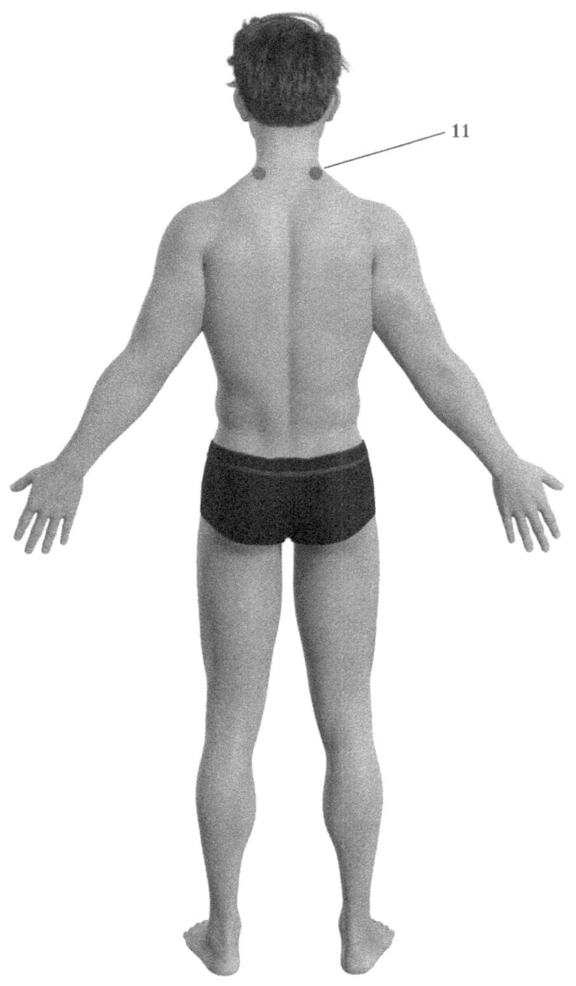

▶ В качестве альтернативы обхватите указательный палец (левый или правый; оба указательных пальца также можно держать одновременно.)

20 Понедельник

21 Вторник

22 Среда

Четверг **23**

Пятница **24**
День славянской письменности и культуры

Суббота **25**

Примечания

Воскресенье **26**

27 Понедельник

28 Вторник

29 Среда

Четверг 30

Пятница 31

Суббота 01
Международный день защиты детей

Воскресенье 02

Примечания

Упражнение для 23-й и 24-й недели – ЭЗ №. 12

"Да будет воля Твоя" – Подчинение собственных желаний воле Вселенной – Соответствие законам природы

Число 12 на нашей шее справа и слева от позвоночника имеет сложный набор значений, так как оно одновременно содержит свойства компонентов 1 и 2 и, таким образом, контрольную сумму 3. В этой комбинации число 12 представляет собой склонение перед «высшей волей» и уважение к Создателю, но также оно включает в себя принятие правил, которые мы не в силах изменить.

В социальной коммуникации мы склоняем голову именно в этом месте числа 12 в знак уважения и приветствия. Склонение головы имеет давнюю историческую традицию, так и сегодня этот знак все еще является актуальным, как и в прошлом, и ни в коем случае не является признаком «старомодного» поведения.

Число 12 также показывает нам свободу, которую можно приобрести, следуя четким правилам и поведению в определенных сферах жизни, если их правильно понять и интерпретировать. Это может показаться противоречивым, но в каком-то смысле это число примиряет нас с уже существующими правилами, так чтобы мы могли оценить не их способность к ограничению, а возможность предоставленной свободы, так как они придают жизни упорядоченность и, тем самым, позволяют нам расти в соответствии с нашей судьбой и раскрывать нашу личность.

Удерживание энергетического замка №. 12 помогает при:
- очистить голову, сосредоточиться
- избавиться от эмоциональных блокад
- принять неизбежность некоторых вещей и ситуаций
- приступить к работе
- сбалансировать эмоции

Помогает при проблемах со здоровьем:
- боль в шее
- плечи, руки и пальцы
- люмбаго, радикулит
- хлыстовая травма

▶ Удерживайте оба энергетических замка №. 12 [ЭЗ 12] на затылке рядом с позвоночником.

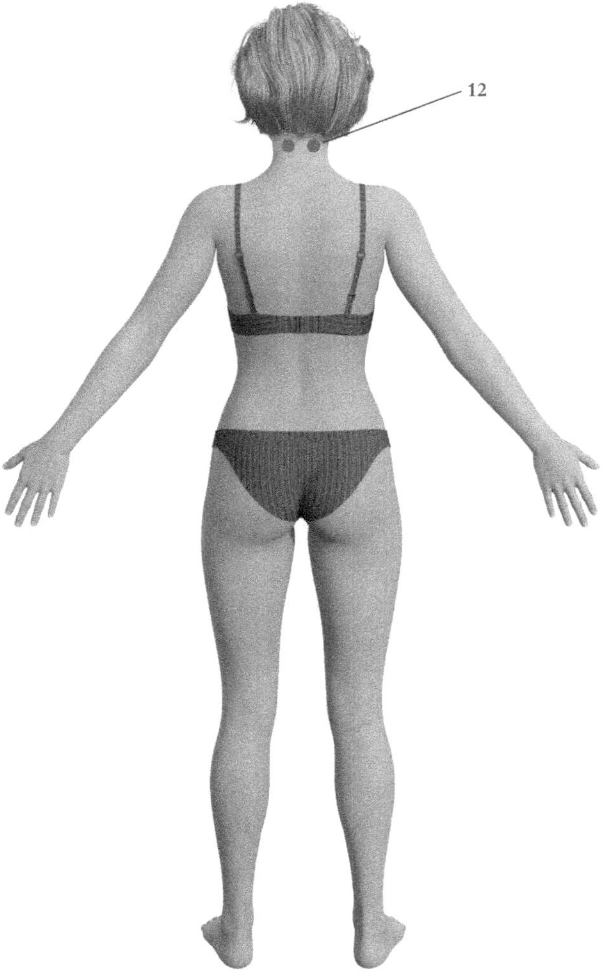

▶ В качестве альтернативы обхватите средний палец (левый или правый)

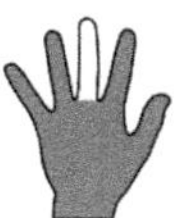

03 Понедельник

04 Вторник

05 Среда

Четверг **06**

Пятница **07**

Суббота **08**

Примечания

Воскресенье **09**

10 Понедельник

11 Вторник

12 Среда
День России

Четверг **13**

Пятница **14**

Суббота **15**

Воскресенье **16**

Примечания

Упражнение для 25-й и 26-й недели – ЭЗ №. 13

Откройте свое сердце, даже для тех, кто думает иначе – плодородие – источник молодости

Число 13 имеет контрольную сумму 4, которое, в свою очередь, является окном, соединяющим тело и разум. Это число использует значение числа 4 и расширяет его, чтобы установить связь с Творцом. Оно также различным образом трактуется и в картах Таро. Там 13 означает смерть, конец чего-то, что в то же время создает пространство для чего-то нового, нового начала. Что-то новое может появиться только тогда, когда мы высвобождаем подавленные эмоции, такие как гнев, сожаление, вина и ненависть, чтобы освободить место для заботы и всеобъемлющей любви. Когда мы проявляем понимание к вещам и людям вокруг нас, а также уважаем мнение других, мы получаем облегчение и расслабление. В спокойствии и без морщин, которые придают нам волнение и гнев, мы выглядим моложе. Вот так число 13 проходит путь от понимания важности и любви к вещам до важности значения источника молодости.

Находясь в окружении людей, которые нас "понимают", мы получаем представление о том, насколько питательной и благоприятной может быть такая среда для личного развития, так же, как и для благополучия группы важно единение. Таким образом, Мэри Бёрмайстер учит нас «*быть источником, а не резервуаром*», делиться, а не только потреблять.

Удерживание энергетического замка №. 13 помогает при:

* находить общие точки соприкосновения и фундамент
* общаться с другими людьми
* снять умственное и эмоциональное напряжение
* приобрести духовность

Помогает при проблемах со здоровьем:

* плечи, шея, осанка
* область грудной клетки, сердце, напряжение, дыхательные пути
* иммунная система, рак
* область живота, все слизистые оболочки
* щитовидная железа, обмен веществ
* фертильность, любовная жизнь, регенеративная сила
* репродуктивные органы, женские проблемы

▶ Удерживайте оба энергетических замка №. 13 [ЭЗ 13] над грудью либо по бокам, или перекрестно.

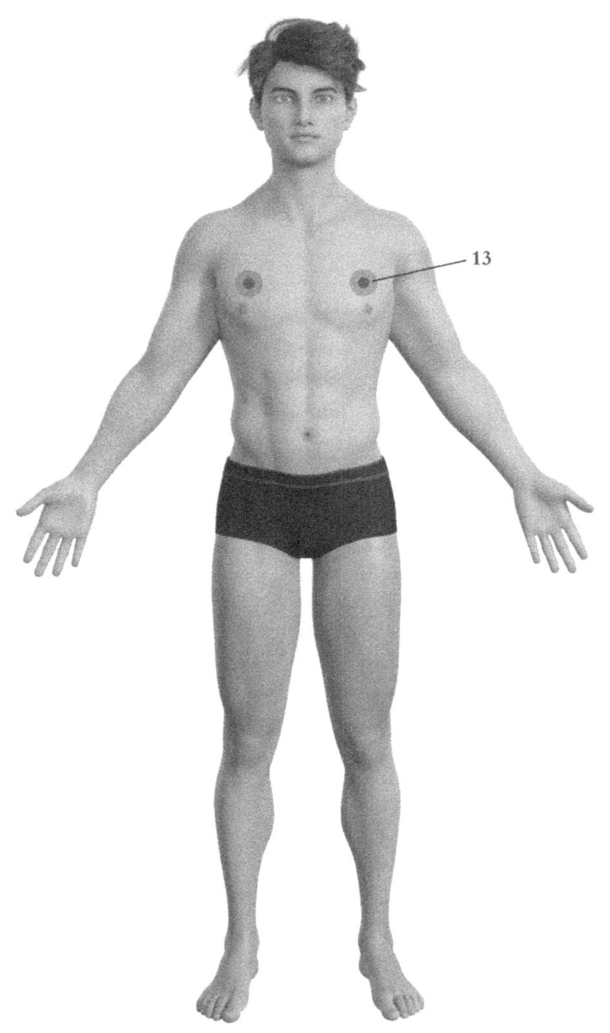

▶ В качестве альтернативы обхватите средний палец (левый или правый)

17 Понедельник

18 Вторник

19 Среда

Четверг **20**
Летнее солнцестояние

Пятница **21**

Суббота **22**

Воскресенье **23**
Троица

Примечания

24 Понедельник

25 Вторник

26 Среда

Четверг **27**

Пятница **28**

Суббота **29**

Примечания

Воскресенье **30**

Упражнение для 27-й и 28-й недели – ЭЗ №. 14

Равновесие – источник питания

Комбинация чисел 1 и 4 образует контрольную цифру 5, которая означает то, что мы видим, но и также желание понять и переварить то, что мы видим. Не только тяжелая пища, но и тревожные вещи, которые мы видим, нуждаются в разъяснении и разрешении. В этом нам может помочь число 14. От чисел 1 и 4 число 14 наследует свою важность построения мостов в межпространственные и трансцендентные сферы, но также дает нам возможность полностью обрабатывать и понимать вещи, которые мы получаем, будь то питание для нашего тела или духовная пища для нашего ума. Нам в равной степени необходимо и то и другое для нашего благополучия.

Таким образом, число 14 уравновешивает все наше сущест-вование, наше тело, а также наши органы пищеварения, которые это число особенно оберегает. Оно расположено в центре нашего тела, в нижней части наших легких, оно также благотворно влияет на наше дыхание и связанные с ним проблемы со здо-ровьем, защищая центральную область нашего тела, солнечное сплетение, нашу связь с солнцем.

Удерживание энергетического замка №. 14 помогает при:

* кошмарах, плохих снах
* гармонизации наших мыслей
* освобождении от вины и гнева
* справиться со стрессом
* засыпании

Помогает при проблемах со здоровьем:

* боль в животе
* храп
* икота
* ком в горле
* астма
* скрежетание зубами
* дискомфорт в животе
* вздутие живота
* проблемы с сердцем

▶ Удерживайте оба энергетических замка №. 14 [ЭЗ 14] у конца грудной клетки, либо с обеих сторон, либо перекрестно.

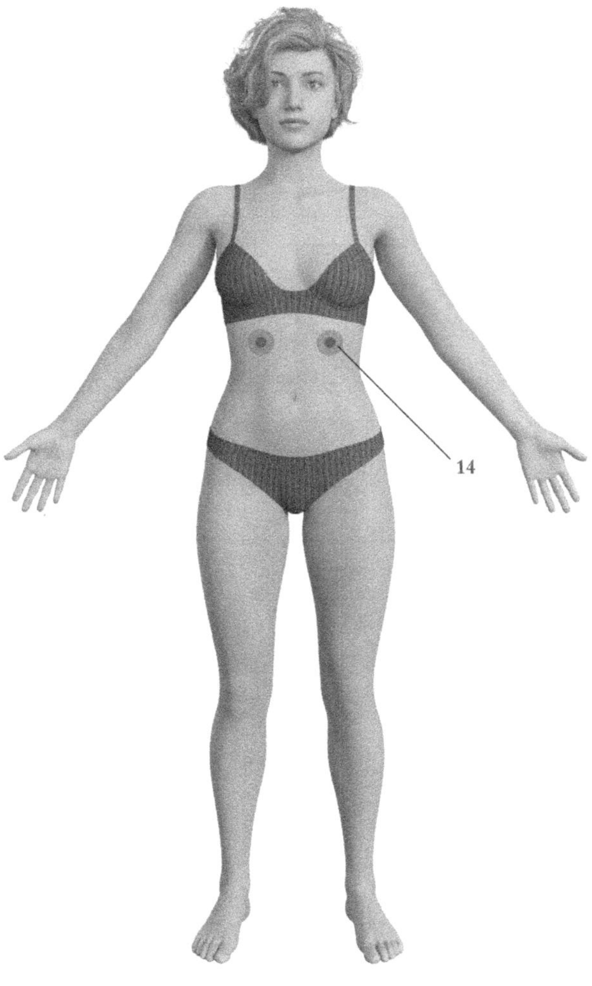

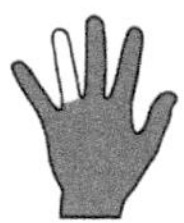

▶ В качестве альтернативы обхватите безымянный палец (левый или правый)

01 Понедельник

02 Вторник

03 Среда

Четверг **04**

Пятница **05**

Суббота **06**

Примечания

Воскресенье **07**

08 Понедельник

09 Вторник

10 Среда

Четверг 11

Пятница 12

Суббота 13

Примечания

Воскресенье 14

Упражнение для 29-й и 30-й недели – ЭЗ №.15

«Омойте сердце смехом»

Число 15 защищает половые органы и напрямую связывает их с нашим сердцем. С ним же и соотносится значение «смеха». Тот, кто влюблен, сможет сразу понять значение и установить связь с этим особенно приподнятым состоянием нашего сердца. Смех дается нам легко, когда мы чувствуем себя комфортно в присутствии других, он открывает сердца и приносит всеобъемлющее чувство счастья. Число 15 раскрывается, если дарить любовь безвозмездно, но в то же время оно нуждается в защите и заботите. Оно также пытается сохранить наш эмоциональный баланс и защитить людей, которые нам дороги.

Числа 13, 14 и 15 образуют особенно тесную связь: она начинается от осознания и плодородия числа 13 в области сердца, затем проходит через число 14 к пониманию человеческих поступков, заканчивая эту связь числом 15 с его физической составляющей. Все три числа вместе являются важными элементами, как нашей сексуальности, так и нашей эмоциональной связи с другими людьми. С дополнительными значениями чисел 1, 5 и контрольной суммы 6, число 15 особенно помогает нам создавать и поддерживать баланс и радость в наших отношениях.

Удерживание энергетического замка №. 15 помогает при:

- поддержании эмоционального баланса
- найти радость
- жить полноценными партнерскими отношениями

Помогает при проблемах со здоровьем:

- напряжение в области таза, ног, бедер, коленей, стоп
- сердечные аритмии
- вены, особенно кровообращение в ногах
- варикозное расширение вен
- боль в спине
- операции
- пищеварение, вздутие живота
- подагра
- растяжения и переломы

▶ Удерживайте оба энергетических замка №. 15 [ЭЗ 15]
   в паху.

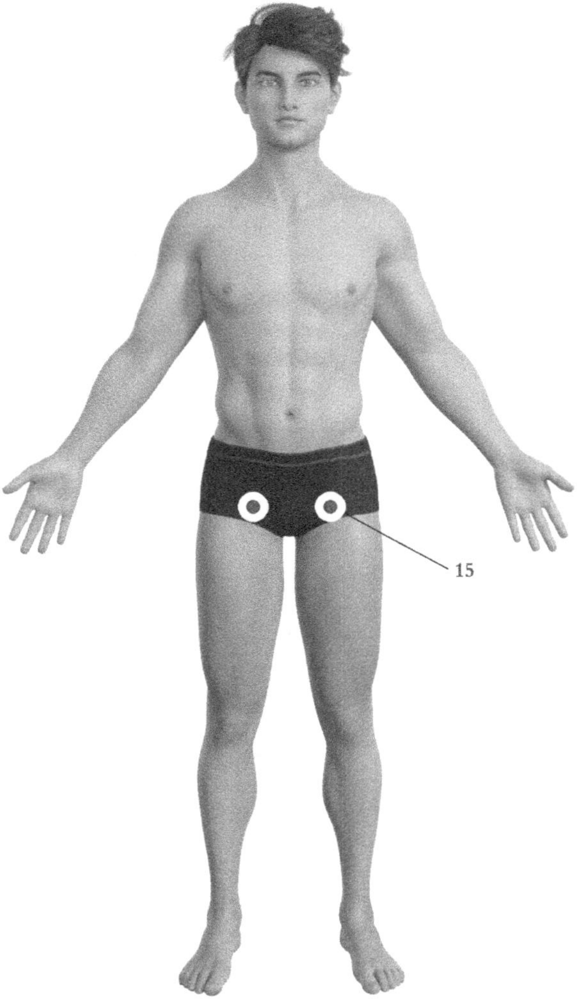

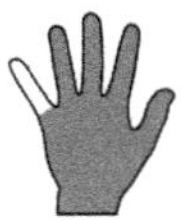

15

▶ В качестве альтернативы обхватите мизинец
   (левый или правый)

15 Понедельник

16 Вторник

17 Среда

Четверг **18**

Пятница **19**

Суббота **20**

Примечания

Воскресенье **21**

22 Понедельник

23 Вторник

24 Среда

Четверг **25**

Пятница **26**

Суббота **27**

Примечания

Воскресенье **28**

Упражнение для 31-й и 32-й недели – ЭЗ №.16

Основа нашего существования – поступки – перемена – мост к активности

Приступая к числу 16 мы покидаем второй этаж нашего дома и переходим на третий этаж с двухместными комнатами, где мы будем взаимодействовать с другими людьми и подвергаться их влиянию.

Число 16 находится в нижней части стопы, возле сустава и содержит в себе числа 1 и 6, а их контрольная сумма составляет число 7, означающее «победу».

Нам необходимы уравновешенность и баланс, которые дает число 6, когда мы продумываем наши дела и взаимодействия с другими людьми, чтобы начать действовать и делать что-то по-новому; учиться на наших ошибках.

Это число особенно важно, когда мы хотим вылечить эмоциональные и физические травмы, а также помогает рассасывать рубцовую ткань. (Для лечения шрамов положите одну руку на область шрама, а другую на энергетический замок 16.)

Удерживание энергетического замка №. 16 помогает при:

* справиться с изменениями
* очистить мысли
* логически мыслить
* действовать
* создавать что-то новое
* при эмоциональных травмах

Помогает при проблемах со здоровьем:

* мигрень, головные боли в области лба
* онемение в шее
* боль в челюсти
* травмы
* шрамы
* репродукция и репродуктивные органы
* выделительная система
* кости
* мышечное напряжение, судороги икроножных мышц, скованность
* артрит, фантомные боли

▶ Удерживайте оба энергетических замка №. 16 [ЭЗ 16]
  с внешней стороны *лодыжки*. (Наиболее удобно, когда ноги
  согнуты, например, на кресле или в постели.)

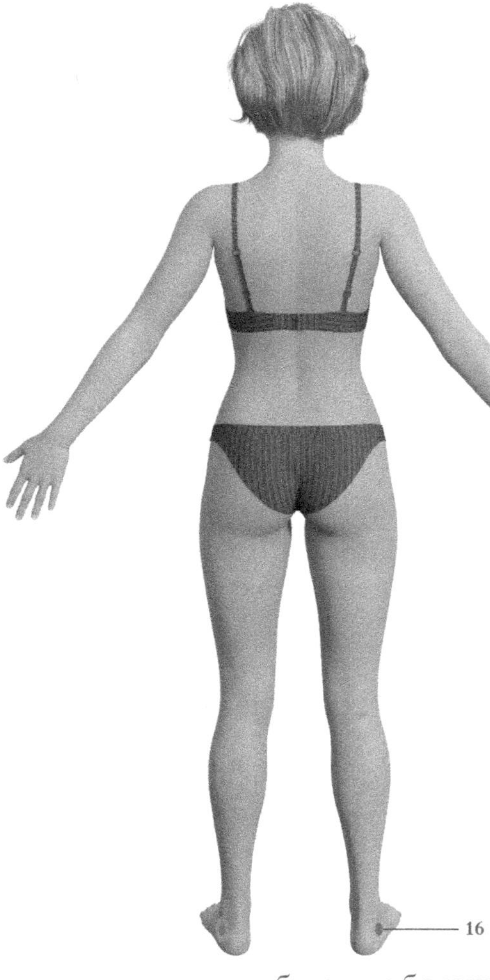

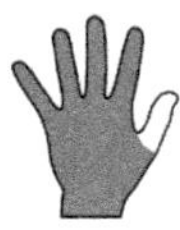

— 16

▶ В качестве альтернативы обхватите большой палец
  (*левый или правый; слегка вывернутыми руками можно
  удерживать оба больших пальца одновременно.*)

29 Понедельник

30 Вторник

31 Среда

Четверг **01**

Пятница **02**

Суббота **03**

Воскресенье **04**

Примечания

05 Понедельник

06 Вторник

07 Среда

Четверг **08**

Пятница **09**

Суббота **10**

Воскресенье **11**

Примечания

Упражнение для 33-й и 34-й недели – ЭЗ №.17

Расслабление ума и нервов – интуиция – продолжение рода

Одновременное удержание обоих энергетических замков 17 довольно затруднительно, но мы можем решить данную проблему, перекрестив руки и, тем самым, обхватив оба запястья. Так, не все пальцы смогут дотянуться до замка 17, кроме больших пальцев, но таким образом, мы можем привести в движение энергию из замка 17.

Число 17 – первое из трех чисел, которые можно найти на наших руках в целительном искусстве Джин Шин Джитсу. Наши руки имеют для нас большое значение, поскольку (обычно) все, что мы делаем, делается нашими руками, так и эти три числа имеют большое значение. Область, где расположено число 17 ассоциируется с древнейшей частью мозга, или точнее сказать, связана с ее «интуитивной» частью, которая направляет и регулирует наши телесные функции. Наши руки также часто управляются нашим подсознанием и мы иногда демонстрируем свое настроение жестами, сами того не желая. С числами 1, 7 и контрольной суммой 8 число 17 приобретает дополнительное значение, и наш разум приходит к уверенности высшего порядка, который примиряет нас с духовным измерением наших действий.

Удерживание энергетического замка №. 17 помогает при:
* релаксации, снятии стресса
* открытии разума для выхода за привычные границы
* креативности

Помогает при проблемах со здоровьем:
* ум и нервы
* сосудистая система
* дыхание
* нарушения сна
* голеностоп
* метеоризм
* сердце и грудная клетка
* экстренные ситуации

▶ Удерживайте оба энергетических замка №. 17 [ЭЗ 17] большими пальцами на внешней стороне запястий.

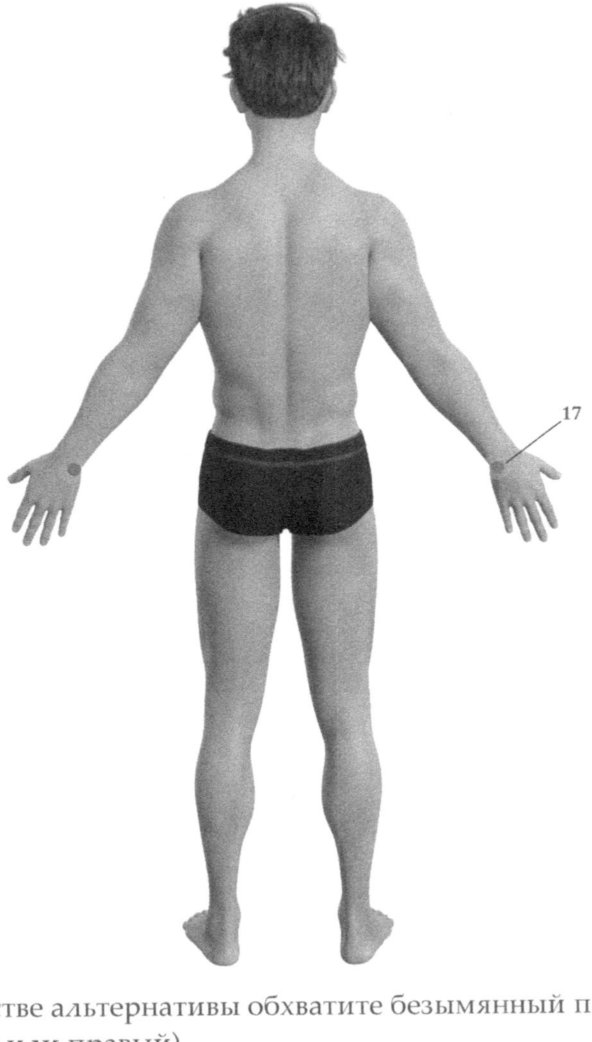

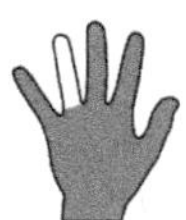

▶ В качестве альтернативы обхватите безымянный палец (левый или правый)

12 Понедельник

13 Вторник

14 Среда

Четверг **15**

Пятница **16**

Суббота **17**

Примечания

Воскресенье **18**

19 Понедельник

20 Вторник

21 Среда

Четверг **22**

Пятница **23**

Суббота **24**

Примечания

Воскресенье **25**

Упражнение для 35-й и 36-й недели – ЭЗ №.18

Осознание тела – функции, влияющие на личность человека

Число 18 расположено между большим и указательным пальцами по середине кисти.

Возможно, Вы видели, как некоторые люди потирают это место, особенно когда пытаются сконцентрироваться во время выступления. Действительно, этот замок помогает оставаться сконцентрированным во время скучной речи. А также и наоборот, помогает заснуть, например, когда Вы ночью беспокойно ворочаетесь в постели.

Этот энергетический замок помогает нашей осанке и гармонизирует наши заботы и тревоги, а также помогает найти себя и чувствовать себя комфортно в своей уникальности.

Связь с числами 1, 8 и контрольной суммой 9, которая резонирует с числом 18, усиливает важность постоянного обновления. Если мы заботимся о своем теле и хорошо к нему относимся, такое обновление также будет благоприятно для нас, оно будет исправлять и решать проблемы. Но когда мы истощаем и перенапрягаем свое тело, обновление может происходить не так, как мы того хотим. Таким образом, позаботьтесь о желаниях и потребностях вашего тела и дайте ему достаточно отдыха, умственного и физического питания!

Удерживание энергетического замка №. 18 помогает при:

- оставаться бодрым, например во время лекции
- заснуть
- гармонизировать заботы и тревоги
- найти свой центр, «основное доверие»
- при решении проблем
- оставаться спокойным и сосредоточенным, когда мысли не дают покоя

Помогает при проблемах со здоровьем:

- освобождает, особенно, область живота, а также от головы до ног
- затылок
- грудина, ребра
- скованность в спине
- бессонница

► Удерживайте оба энергетических замка №. 18 [ЭЗ 18]
между большим и указательным пальцами, обхватом,
напоминающим сэндвич.

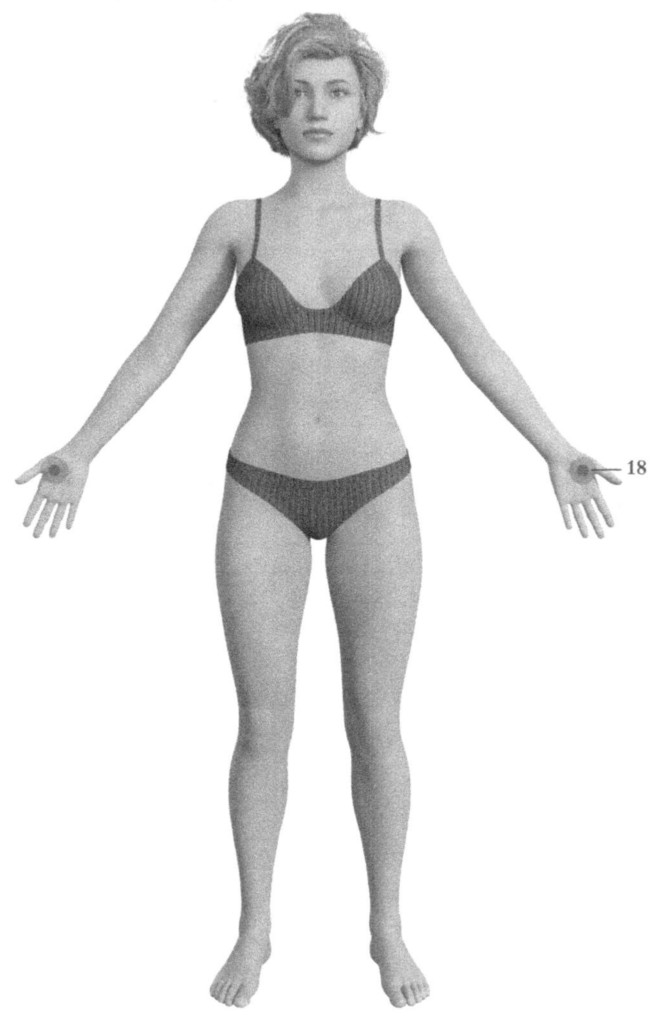

► В качестве альтернативы обхватите мизинец
(левый или правый)

26 Понедельник

27 Вторник

28 Среда

Четверг **29**

Пятница **30**

Суббота **31**

Воскресенье *День знаний* **01**

Примечания

02 Понедельник

03 Вторник

04 Среда

Четверг **05**

Пятница **06**

Суббота **07**

Воскресенье **08**

Примечания

Упражнение для 37-й и 38-й недели – ЭЗ №. 19

Авторитет – лидерство – идеальный баланс

Число 19, расположено на сгибе локтя со стороны большого пальца и является третьим энергетическим замком на руке. Цитата Мэри Бёрмайстер показывает, насколько важны руки в целительном искусстве Джин Шин Джитсу: *«Наши руки - продоже-ние рук Творца».*

Вместе три энергетических замка 17, 18 и 19 на руках означают энергию и действие, а также реализацию задуманного. При этом число 19 берет на себя ответственность за разум числа 18, а также за настрой и намерение числа 17. Как результат, когда мы действуем с ясной головой и из лучших побуждений, мы лично берем на себя ответственность, и при этом, мы находимся в идеальном равновесии с собой и чувствуем свое предназначение. Как уже ранее упоминалось, числа 9 и 10 имеют тесную связь с числом 19. Число 10, с его контрольной суммой 1, показывает нам всеобъемлющее влияние на все сферы жизни, вплоть до конечного единства и основного смысла жизни.

Благодаря множеству значений числа 19 и его частей, это число помогает нам взять на себя личную ответственность за свою жизнь. Энергетический замок 19 настолько важен, что его дополняет еще один энергетический замок, «высший 19». Они в особенности могут помочь при болях в верхней части спины (там, где находятся числа 9 и 10).

Удерживание энергетического замка №. 19 помогает при:

- взять на себя ответственность
- найти свое предназначение
- действовать
- гармонизировать обе половины тела и их энергию

Помогает при проблемах со здоровьем:

- грудная клетка, легкие
- икота
- руки, кисти, локоть теннисиста
- боль в спине
- задняя часть ног

▶ Удерживайте оба энергетических замка №. 19 [ЭЗ 19] скрестив руки.

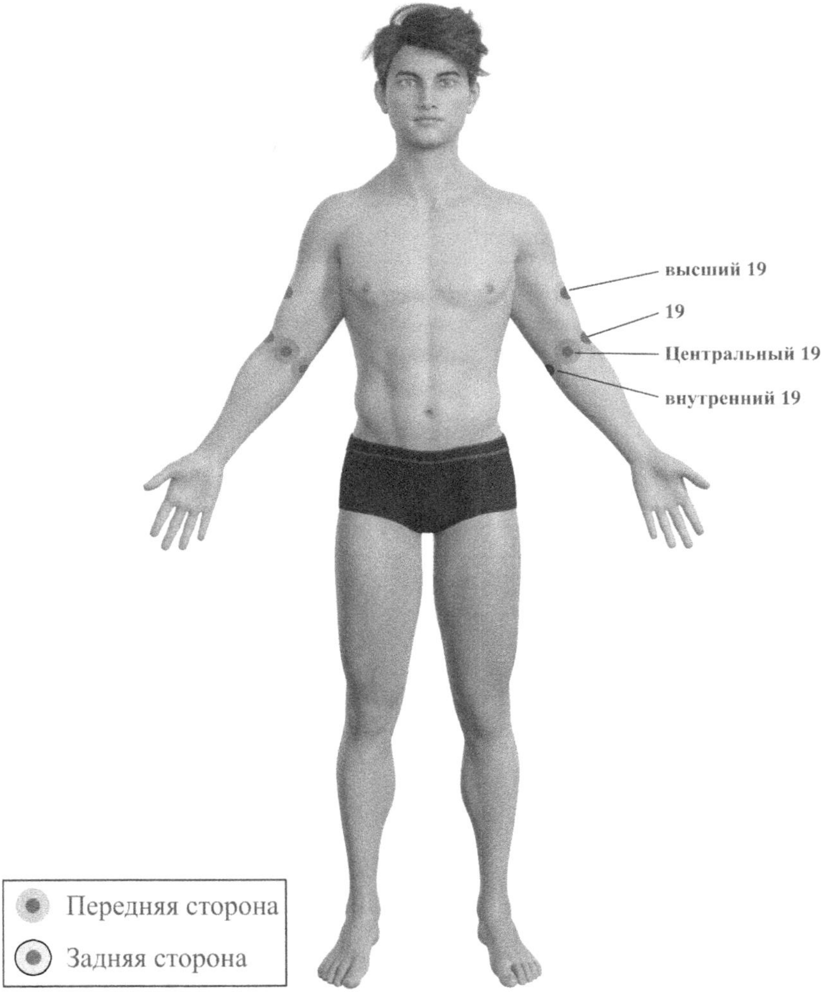

▶ В качестве альтернативы обхватите большой палец (левый или правый; при слегка вывернутой руке можно держать оба больших пальца одновременно.)

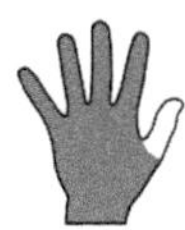

09 Понедельник

10 Вторник

11 Среда

Четверг **12**

Пятница **13**

Суббота **14**

Примечания

Воскресенье **15**

16 Понедельник

17 Вторник

18 Среда

Четверг 19

Пятница 20

Суббота 21

Воскресенье 22
Осеннее равноденствие

Примечания

Упражнение для 39-й и 40-й недели – ЭЗ №. 20

Постоянство – вечность – здравый смысл

Число 20 – это область, которую мы используем автоматически, особенно когда мы устали, размышляем, что-то обдумываем или хотим что-то вспомнить. Даже если мы хотим выразить особое почтение или уважение, мы касаемся лба именно в этом месте.
С контрольной суммой 2 у числа 20, мы начинаем смотреть на множество возможностей новыми глазами, а также распознавать вечные структуры и связи между вещами. Мы начинаем понимать и создавать мосты между личным и вселенским сознанием, а также находить свое место в этом известном порядке. Энергетический замок 20 помогает нашему разуму успокоиться так, чтобы мы могли позволить вечной мудрости течь в нашу жизнь и в наше сознание.

Удерживание энергетического замка №. 20 помогает при:
- успокоить ум и мыслительные процессы
- учить наизусть, запоминать, учиться
- в умственной деятельности
- в собственном осознании
- находить решения, оставаясь верным себе

Помогает при проблемах со здоровьем:
- мигрень
- боль в глазах, веках
- ушная боль
- физическое равновесие
- грудная клетка, сердце
- мочевой пузырь

▶ Удерживайте оба энергетических замка №. 20 [ЭЗ 20]
над бровями.

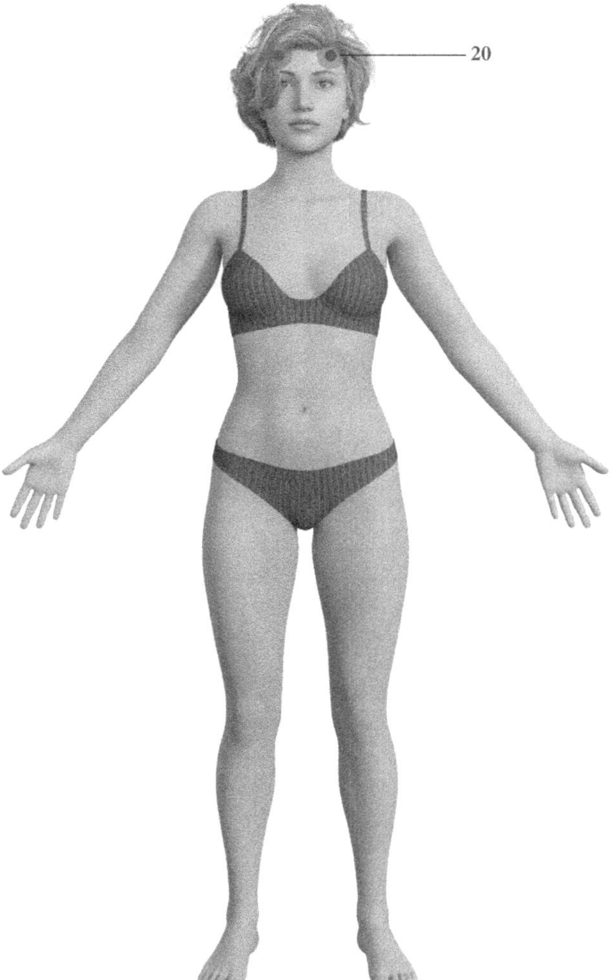

▶ В качестве альтернативы обхватите мизинец
(левый или правый)

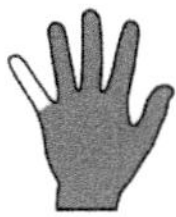

23 Понедельник

24 Вторник

25 Среда

Четверг **26**

Пятница **27**

Суббота **28**

Примечания

Воскресенье **29**

30 Понедельник

01 Вторник

02 Среда

Четверг **03**

Пятница **04**

Суббота **05**

Примечания

Воскресенье **06**

Упражнение для 41-й и 42-й недели – ЭЗ №. 21

Основное доверие – безопасность – освобождение от ментального рабства

Число 21, которое расположено на наших скулах, напрямую связано с желудком. Оно помогает нам переваривать, как нашу физическую пищу, так и то, что мы принимаем мысленно. Таким образом, число 21 напоминает нам, что нам будет трудно учиться или эффективно думать на сытый желудок.

Эта точка энергии помогает нам высвободить энергию для физического пищеварения и, если это будет сделано успешно, обеспечить энергией нашу голову, чтобы она стала ясной и свободной. Так мы сможем достичь полной мощности наших умственных возможностей.

С ясной головой мы можем решить любые проблемы, с которыми сталкиваемся, и освободиться от умственного и физического рабства.

Удерживание энергетического замка №. 21 помогает при:
- очистить голову и преодолеть ментальные границы
- побороть навязчивые идеи и безнадежные мысли
- освободиться от балласта на всех уровнях, физически и умственно
- быть более уверенным

Помогает при проблемах со здоровьем:
- помогает расслабить глаза, лицо и выражение лица
- регулирование веса, пищевые привычки
- усталость
- головокружение
- пищеварение, освобождение от балласта
- депрессия
- перепады настроения

► Удерживайте оба энергетических замка №. 21 [ЭЗ 21]
  на скулах.

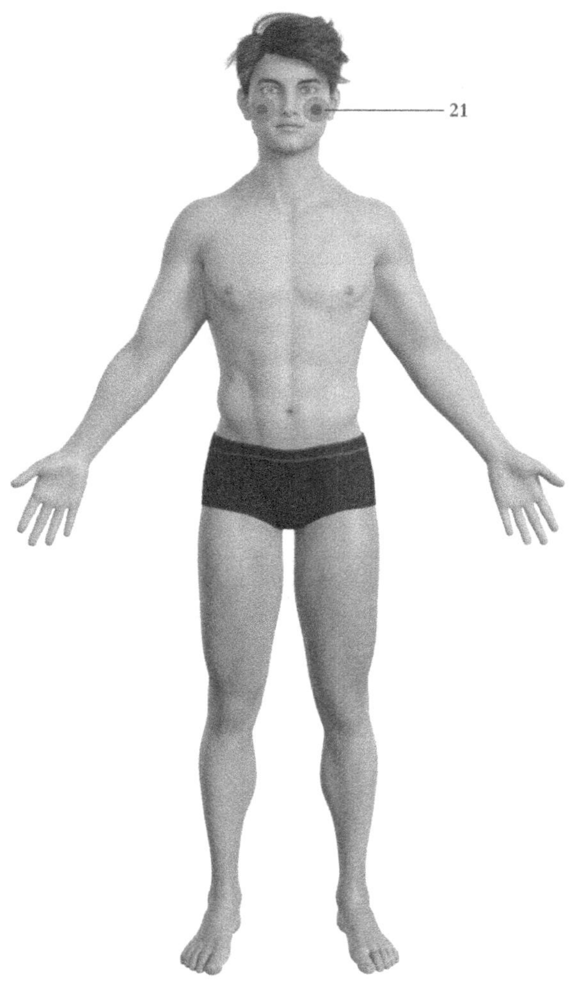

► В качестве альтернативы обхватите большой палец
  (правый или левый; слегка вывернутыми руками,
  оба больших пальца можно держать одновременно.)

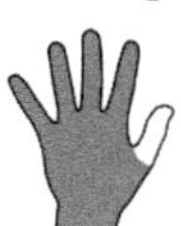

07 Понедельник

08 Вторник

09 Среда

Четверг **10**

Пятница **11**

Суббота **12**

Примечания

Воскресенье **13**

14 Понедельник

15 Вторник

16 Среда

Четверг **17**

Пятница **18**

Суббота **19**

Примечания

Воскресенье **20**

Упражнение для 43-й и 44-й недели – ЭЗ №. 22

Полноценность – адаптация – венец распределения энергии

Положение, в котором раньше хоронили фараонов в Египте, сможет подвести вас точно к энергетическому замку 22. Для этого коснитесь небольших ямочек, которые расположены под ключицей, с обеих сторон.

Двойное число 2, представляет вдох, а контрольная сумма 4, является «окном» в другие измерения. Число 22 имеет очень широкий спектр значений, часто мистических, именуемых «144 000 телесных функций», хотя по сути их невозможно сосчитать. На самом деле функций намного больше, если каждая клетка, орган и частица в теле выполняют свою работу и функционируют должным образом.

Энергетический замок 22 представляет собой взаимодействие всех элементов, цветов и звуков. Для нас это означает, что все, что мы чувствуем и воспринимаем через органы чувств, реорганизуется и гармонизируется этим числом. С помощью числа 20 мы осознаем свою ношу и бремя, а с помощью числа 22 мы узнаем что-то новое. Как «главное число», так же, как и число 11, 22 имеет большое значение, если удерживать энергетический замок 22 на выдохе, мы будем получать двойной эффект. Является ли этот мощный эффект причиной того, что фараоны были отправлены в загробный мир именно таким образом?

Удерживание энергетического замка №. 22 помогает при:
* снять эмоциональное и психическое напряжение
* найти удовлетворение и благополучие
* приспосабливаться к внешним обстоятельствам
* посредничать

Помогает при проблемах со здоровьем:
* уменьшить давление в голове
* профилактика инсульта
* потребность в кальции и магнии
* гормональный баланс
* щитовидная железа, паращитовидная железа
* лёгкие
* кашель

▶ Удерживайте оба энергетических замка №. 22 [ЭЗ 22] либо по бокам, либо скрестив их, как фараоны.

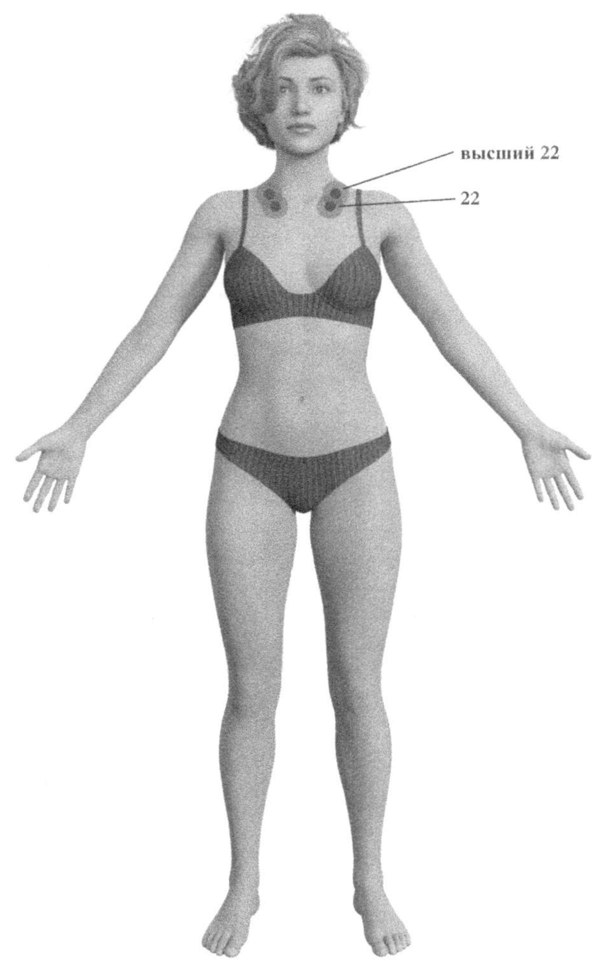

▶ В качестве альтернативы обхватите указательный палец (левый или правый; вы также можете обхватить оба указательных пальца одновременно.)

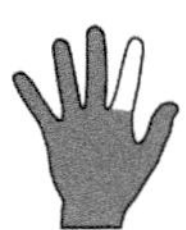

21 Понедельник
День Джин Шин Джитсу

22 Вторник

23 Среда

Четверг **24**

Пятница **25**

Суббота **26**

Воскресенье **27**

Примечания

28 Понедельник

29 Вторник

30 Среда

Четверг
Хэллоуин
31

Пятница
01

Суббота
02

Примечания

Воскресенье
03

Упражнение для 45-й и 46-й недели – ЭЗ №. 23

Поддержание правильного цикла – хранители судьбы человека

Число 23 уже само по себе исключительно, ведь оно одно занимает целый этаж нашего дома. Благодаря почкам, которые являются постоянным фильтром нашей крови, этот энергетический замок имеет доступ ко всем элементам и областям нашего тела, что делает его ключевым элементом нашей жизненной силы и эмоций.

С гармонизированным и сбалансированным числом 23 мы можем лучше думать, воспринимать и обрабатывать вещи с полным осознанием и ясностью. Например, надпочечники ответственны за наш инстинкт к спасению, что делает связь с нашей «судьбой» более ясной. Как и что мы воспринимаем, как опасность, определяет нашу реакцию. Число 23 также наблюдает за нашими страхами, за тем, как мы сталкиваемся и справляемся с ними, и насколько смело мы можем претворить их в жизнь.

Как хранитель нашей крови и почек, число 23 контролирует «элемент воды» в нашем теле, при этом представляя «поток жизни».

Удерживание энергетического замка №. 23 помогает при:

- проявлять толерантность
- преодолеть эгоизм
- успешно преодолевать зависимость
- снять стресс, в том числе нервное напряжение
- при гиперактивности
- сделать мышление ясным

Помогает при проблемах со здоровьем:

- проблемы с кровью, например, подагра, ревматизм, артрит
- состав крови, например диабет, холестерин
- заражение крови (наркотики)
- кровяное давление, кровообращение
- пищевые привычки, расстройства пищевого поведения, ожирение
- скопления, например опухоли, отек
- волосы, ногти на руках и ногах

▶ Удерживайте оба энергетических замка №. 23 [ЭЗ 23]
в нижней части грудной клетки на спине.

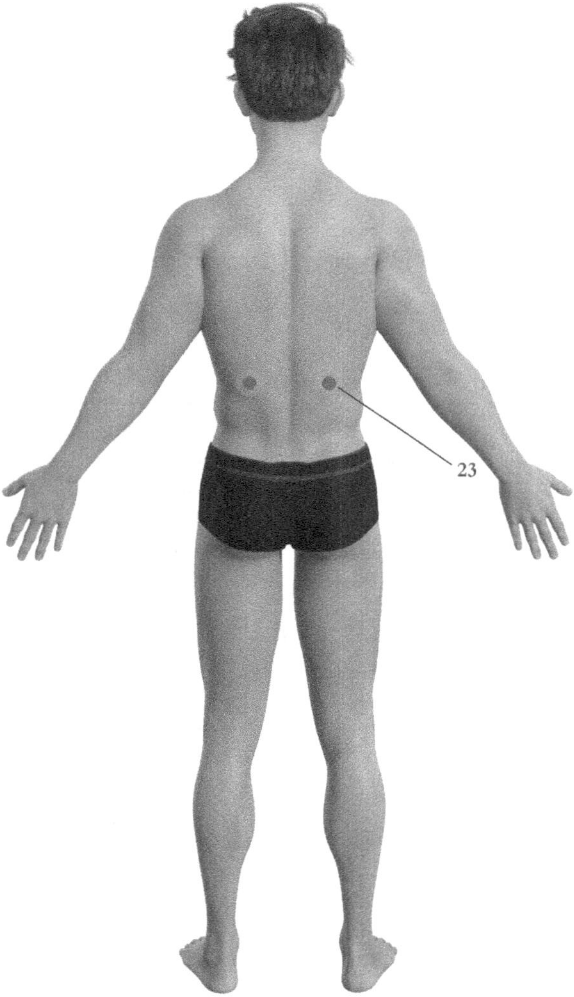

▶ В качестве альтернативы обхватите мизинец
(левый или правый)

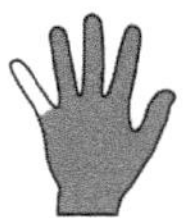

04 Понедельник
День народного единства

05 Вторник

06 Среда

Четверг **07**

Пятница **08**

Суббота **09**

Воскресенье **10**

Примечания

11 Понедельник

12 Вторник

13 Среда

Четверг 14

Джин Шин Джитсу День доброжелательности

Пятница 15

Суббота 16

Примечания

Воскресенье 17

Упражнение для 47-й и 48-й недели – ЭЗ №. 24

Понимание – миротворец – гармонизация хаоса

Число 24 находится на ступне, в небольшой ложбинке за пальцами. Как мы уже отмечали ранее с другими энергетическими замками на ступнях, у них имеется тесная связь с головой, хотя они и находятся на другом конце тела.

С контрольной суммой 6, число 24 вновь означает равновесие и баланс. Вместе с числом 15, контрольной суммой которого также является 6, они создают гармонию на всех уровнях.

По словам Мэри Бёрмайстер: *«Число 24 помогает нам расти и становиться теми, кто мы есть».*

С числом 24 мы можем привести все сферы нашей жизни в гармонию и таким образом развить нашу личность.

Удерживание энергетического замка №. 24 помогает при:
* справиться с ревностью
* преодолеть чувство мести
* побороть упрямство
* гармонизировать хаос
* обрести равновесие и баланс
* в понимании и самопонимании

Помогает при проблемах со здоровьем:
* истощение
* гиперактивность
* ноги
* голова
* баланс и равновесие
* осанка

► Удерживайте оба энергетических замка №. 24 [ЭЗ 24]
с внешней стороны стоп.

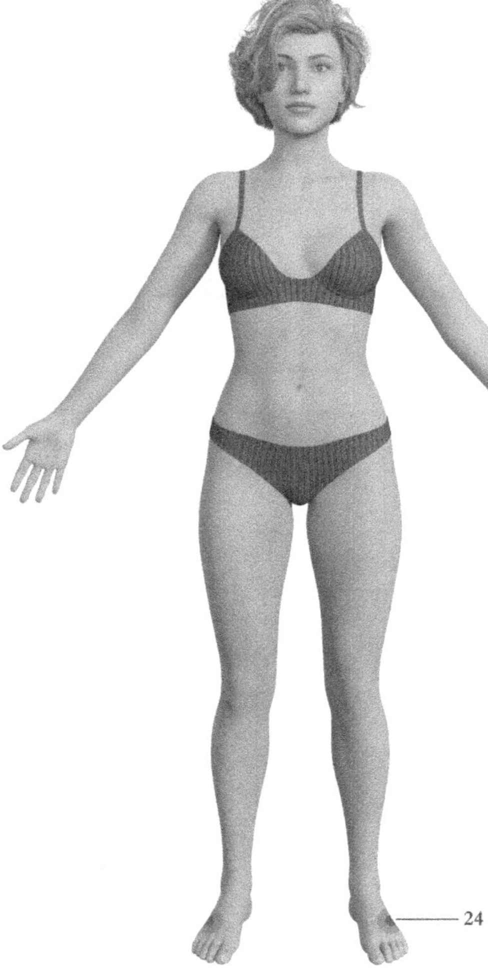

— 24

► В качестве альтернативы обхватите мизинец
(левый или правый)

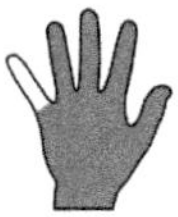

18 Понедельник

19 Вторник

20 Среда

Четверг **21**

Пятница **22**

Суббота **23**

Примечания

Воскресенье
День матери **24**

25 Понедельник

26 Вторник

27 Среда

Четверг **28**

Пятница **29**

Суббота **30**

Воскресенье **01**

Примечания

Упражнение для 49-й и 50-й недели – ЭЗ №. 25

Спокойное восстановление

Число 25 расположено на наших седалищных костях, поэтому рекомендуется выбрать диван или мягкое кресло, чтобы была возможность удобно сидеть на руках. Принимайте эту позу для восстановления всякий раз, когда у вас есть время.

Образ корней, проходящих сквозь наши ноги к земле, устанавливает прочную связь с окружающей средой, которая насыщает нас энергией. Поэтому, для этого упражнения может быть полезно представить эти связи с окружающей средой в виде дерева. Помимо корней, дерево и его ветви поднимаются от тазовой кости в обратном направлении через наше тело в воздух, а затем снова свисают, как ива, к земле, чтобы раскрыть дополнительный потенциал и обеспечить нас целительной энергией.

Этот поиск связей и ментальных якорей приносит бодрящее, но в то же время уютное ощущение дома и принадлежности, уверенность в том, что мы достигли того места, где должны быть. С контрольной суммой 7, «победой», число 25 имеет очень мощное дополнительное значение, которое высвобождает энергию и делает нас счастливыми.

В соответствии с принципом *«в спокойствии заключается сила»*, число 25 раскрывает свое истинное значение и силу.

Удерживание энергетического замка №. 25 помогает при:
* невнимательности
* в спорте, физических упражнениях
* хаотичных мыслях, чтобы принести спокойствие и порядок
* перевозбудимости, спокойствия и безмятежности
* объединении и наращивании силы и собственной энергии
* проработке проблем превращении их в задачи

Помогает при проблемах со здоровьем:
* кровообращение
* кровяное давление
* волнение, перевозбуждение

► Удерживайте оба энергетических замка № 25 [ЭЗ 25]
(Для этого сядьте на руки, желательно на мягкий диван или
кресло.)

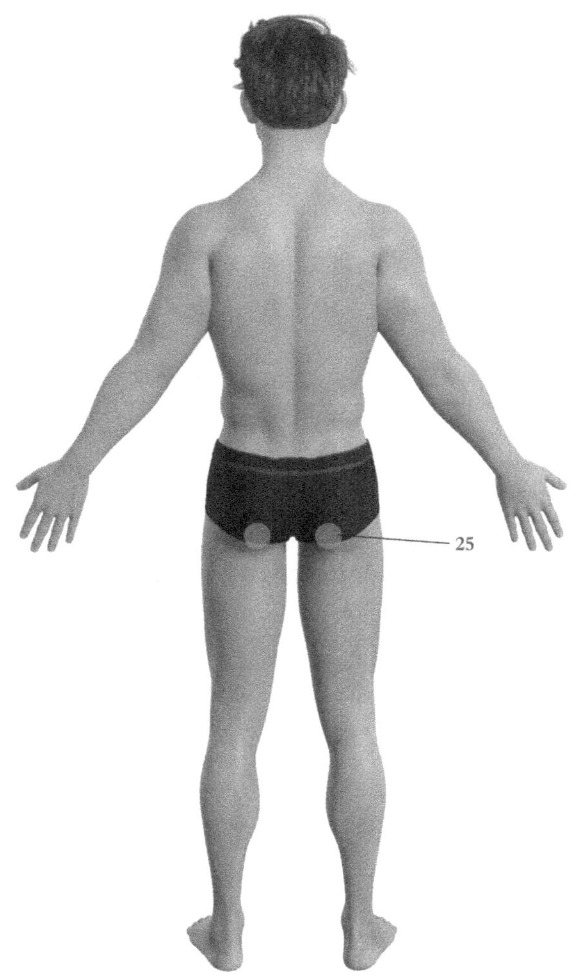

► В качестве альтернативы обхватите средний палец
(левый или правый)

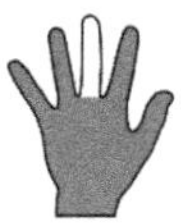

02 Понедельник

03 Вторник

04 Среда

Четверг **05**

Пятница **06**

Суббота **07**

Примечания

Воскресенье **08**

09 Понедельник

10 Вторник

11 Среда

Четверг **12**

Пятница **13**

Суббота **14**

Воскресенье **15**

Примечания

Упражнение для 51-й и 52-й недели – ЭЗ №. 26

Директо – полнота – всё, что было, есть и будет

До числа 26 на внешнем конце лопаток можно удобно дотянуться, если обнять себя руками. В сочетании с глубоким осознанным дыханием, это число представляет одно из главных упражнений в целительном искусстве Джин Шин Джитсу (упражнение самообъятия с 36 осознанными вдохами см. стр. 180). Самообъятие символизирует действие числа 26, которое пытается создать гармонию и всегда находит способ достичь этой гармонии. Это может быть сделано с помощью этой точки энергии, позволяющей нам увидеть текущую ситуацию в новом свете, чтобы мы могли преодолеть наши проблемы и активно создавать лучшее будущее, а также для нашего развития, когда мы переосмысливаем вещи и при этом находим их новое понимание.

Как последний энергетический замок, число 26 объединяет все предыдущие числа и контролирует их функции. Таким образом, число 26 также несет функцию «директора», где оно, как и менеджер компании, наблюдает за взаимодействием и правильной работой всех функций в организме. Для хорошей рабочей среды, для обеспечения благополучия всех сотрудников необходима гармония, так и для числа 26 это является главной задачей, создание баланса во всем.

Кроме того, число 26 получает свое значение от чисел 2 и 6, а вместе с контрольной суммой 8 имеет наивысшее «женское» число, из бесконечных кругов и ресурсов, где оно черпает дополнительную силу и исцеляющую энергию.

Удерживание энергетического замка №. 26 помогает при:

- видеть проблемы по-новому, для того, чтобы в дальнейшем их можно было решить
- справиться с упрямством
- найти радость и удовлетворение
- достичь полной гармонии

Помогает при проблемах со здоровьем:

- вялость, бессилие
- застой и скопления всех видов в организме
- опухоли

▶ Удерживайте оба энергетических замка №. 26 [ЭЗ 26] скрещенными в большом объятии. (Держите большой палец на передней части груди, чтобы занять удобное положение.)

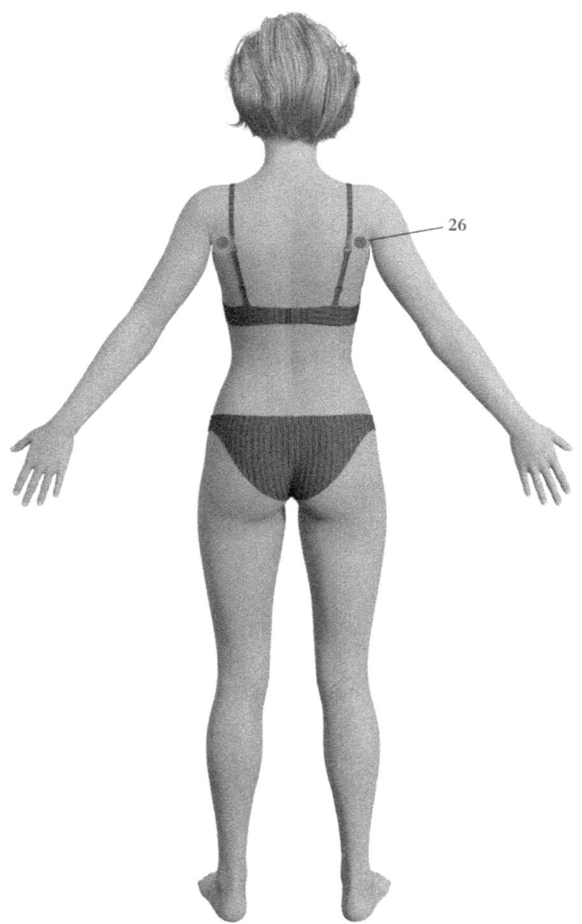

▶ В качестве альтернативы обхватите середину руки (левую или правую; или обе стороны сразу, либо пальцами посередине руки, либо обеими ладонями вместе, как в молитве).

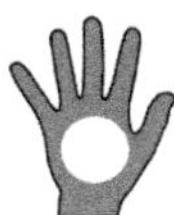

Самообъятие (Big Hug)

С энергетическим замком 26 связано одно из самых важных упражнений в целительном искусстве Джин Шин Джитсу – самообъятие. Особенно в эпоху социального дистанцирования, объятие, даже если это самообъятие, может быть особенно успокаивающим и приятным. С глубоким выдохом мы отпускаем все лишнее и тяготы, которые обременяют нас каждый день, и в то же время освобождаем место для всего нового, для свежего дыхания. Таким образом, мы вступаем в прямой контакт с исцеляющей энергией в нашем теле, а также с энергией,, которая постоянно нас окружает.

Это упражнение также известно как «36 осознанных вдохов», принцип этого упражнения в том, что последний выдох полностью высвобождает остаток первого вдоха из тела. Но не стоит сосредотачивать свое внимание только на счете, так как это отвлекает нас от истинной цели этого упражнения. Важно не количество вдохов, а то, что мы расслабляемся и приходим в гармонию с собой и миром.

Если вы заняты и у вас нет времени на все 36 вдохов, начните с 3-х или 4-х и оставайтесь в позе самообъятия. Особенно в суетливых буднях это упражнение помогает нам сконцентрироваться, успокоиться и привести мысли в порядок. Именно в такие моменты мы можем сразу ощутить, насколько чрезвычайно полезно это упражнение для нас. В подмышечной впадине расположены лимфатические узлы, поэтому эта область тела требует особого внимания и осторожного отношения к ней, а не сильного нажатия, что может привести к травме. Поэтому будьте осторожны с обхватом, чтобы благоприятствовать и питать эту важную область тела. Вам не следует слишком сильно отводить руки назад, чтобы достать до лопаток и энергетического замка 26. Обхватите настолько, чтобы вам было удобно. Эта область является нашим ключом к важным функциям организма и напрямую связана с легкими. Через дыхание она дает нам основу для всего нашего существования и благополучия. Энергия следует за нашими мыслями. Это и относится к целительной энергии Джин Шин Джитсу. По этой причине на следующей странице вы найдете советы, как управлять своими мыслями и позволить энергии течь в правильном направлении, из вселенной вниз в наше окружение, в наше тело и, в особенности, в те области тела, которые требуют нашего особого внимания.

▶ Положите руки на подмышки, обхватив грудь, держите при этом большие пальцы впереди. (Большими пальцами найдите небольшое углубление под ключицей, ЭЗ 22.)

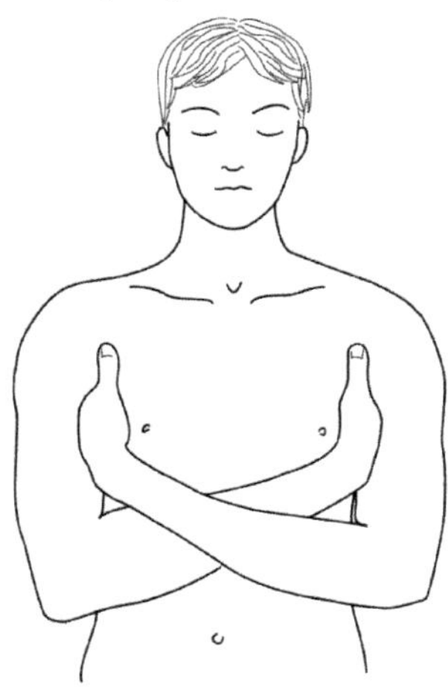

Сделайте 36 глубоких осознанных вдохов.

Начните с продолжительного выдоха, чтобы освободить место для нового и свежего воздуха.

Следующие вдохи можно разделить на 4 группы по 9 в каждой:

Дыхания 1 – 9

Направьте свои мысли на вселенную и ее бесконечные запасы энергии.

Дыхания 10 – 18

Направляйте свое воображение дальше к источнику всех источников, нашему энергетическому ресурсу, который питает нас и делает возможность проживать нашу жизнь.

Дыхания 19 – 27

Представьте, как мы получаем все необходимое для жизни, как солнечный свет, дождь, еда, энергия, любовь ...

Дыхания 28 – 36

Теперь позвольте вашему воображению побродить по вашему телу и его функциям, уделяя особое внимание областям, которые требуют вашей особой заботы.

Совет!

Можно воспользоваться пальцами при счете, чтобы не отвлекаться на него, а сосредаточиться на самом дыхании.

16 Понедельник

17 Вторник

18 Среда

Четверг 19

Пятница 20

Суббота 21
Зимнее солнцестояние

Воскресенье 22

Примечания

23 Понедельник

24 Вторник

25 Среда
Католическое рождество

Четверг **26**

Пятница **27**

Суббота **28**

Примечания

Воскресенье **29**

30 Понедельник

31 Вторник
Канун Нового года

01 Среда
Новый год

Четверг
Новогодние каникулы
02

Пятница
Новогодние каникулы
03

Суббота
Новогодние каникулы
04

Примечания

Воскресенье
Новогодние каникулы
05

06 Понедельник

07 Вторник
Рождество Христово

08 Среда

Четверг **09**

Пятница **10**

Суббота **11**

Примечания

Воскресенье **12**

Дополнительные упражнения

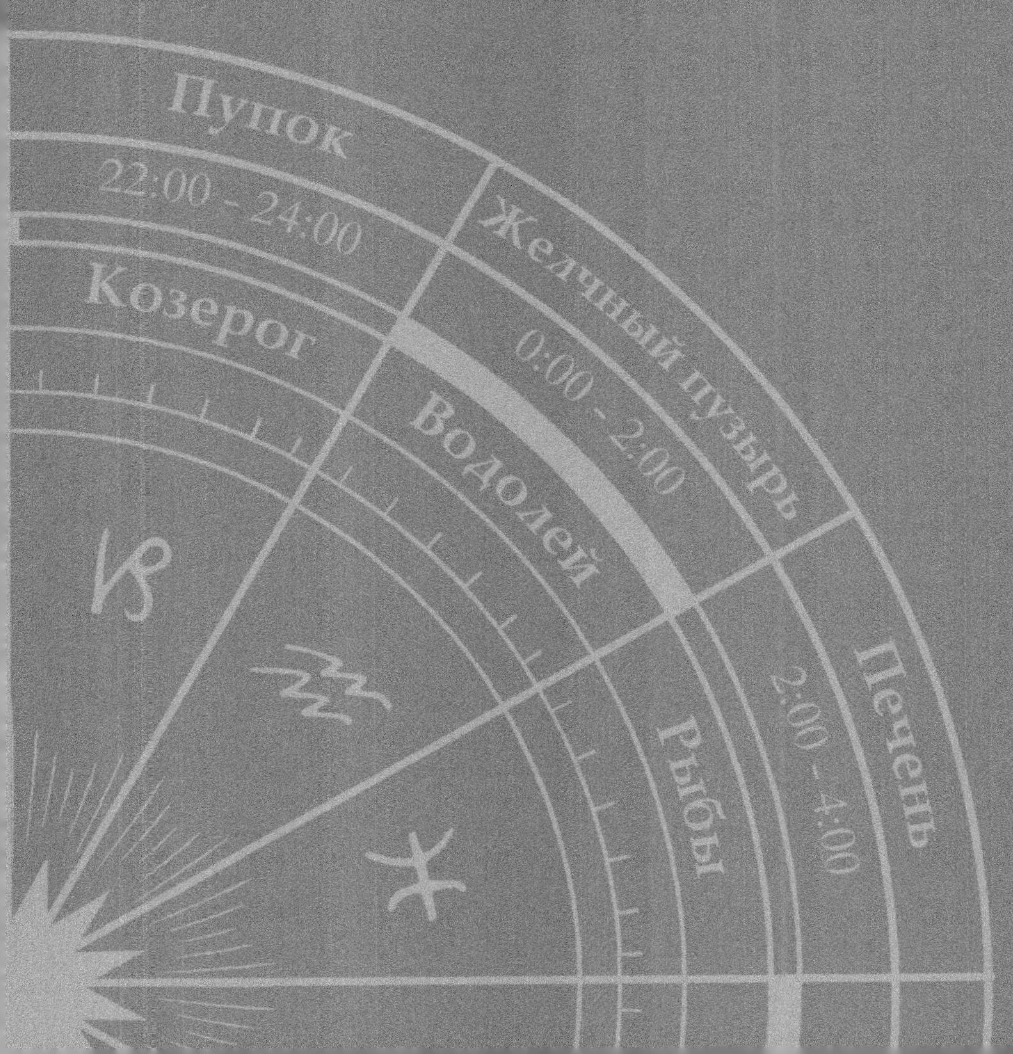

Обхваты пальцев

К каждому упражнению Годового круга в качестве альтернативы предлагалось делать обхваты пальцев, если вы не можете напрямую удерживать два энергетических замка.

Но пальцы – это больше, чем просто способ воздействия на числа, у них есть свои индивидуальные способности.

Наши пальцы образуют прямую связь с органами и их особыми энергетическими потоками, которые поддерживают наши телесные функции, а также постоянно работают в фоновом режиме, питая и исцеляя наше тело.

Таким образом, пальцы являются ключом ко всему нашему телу, так как потоки энергии проходят через все части тела, достигая каждую клетку.

Рисунок руки на следующей странице показывает обзор связи между пальцами и органами, а также номера энергетических замков и соответствующих им пальцев.

Затем функции органов и проблемы со здоровьем, связанные с ними, представлены более подробно, чтобы дать вам легкий доступ к решению текущих проблем, а также к инструкциям по оказанию первой помощи в повседневной жизни, в течении всего года.

Инструкции по выполнению упражнений пальцевых обхватов:
Держите каждый палец около 5 минут или дольше, если вы при этом себя комфортно ощущаете и если у вас достаточно времени на выполнение упражнения.

Возьмите палец одной руки и обхватите его пальцами другой. В случае указательного и большого пальцев, оба пальца, левый и правый, можно удерживать одновременно пальцами другой руки. При обхвате указательного пальца, можно не задействовать его, тогда он не будет участвовать в обхвате пальца другой руки.

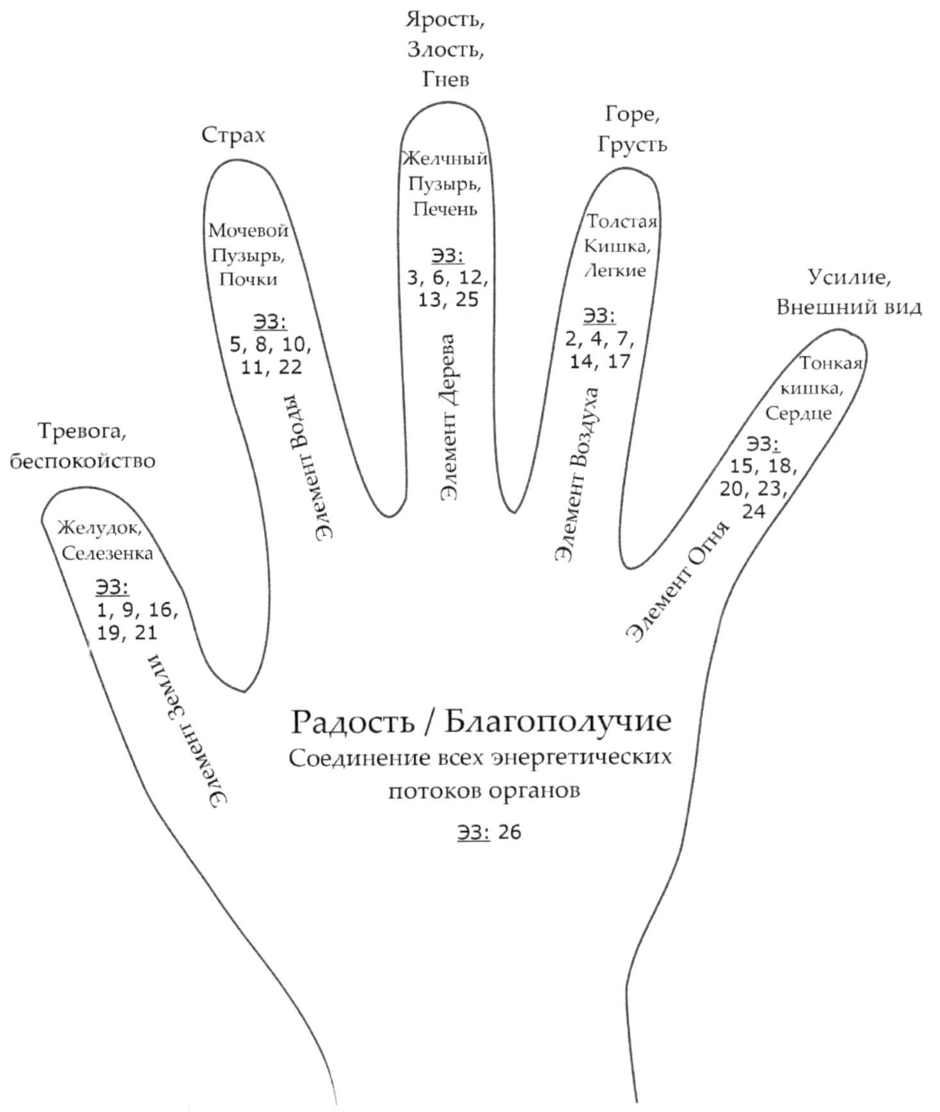

Ярость,
Злость,
Гнев

Страх

Горе,
Грусть

Желчный
Пузырь,
Печень

ЭЗ:
3, 6, 12,
13, 25

Мочевой
Пузырь,
Почки

ЭЗ:
5, 8, 10,
11, 22

Усилие,
Внешний вид

Толстая
Кишка,
Легкие

ЭЗ:
2, 4, 7,
14, 17

Тонкая
кишка,
Сердце

ЭЗ:
15, 18,
20, 23,
24

Тревога,
беспокойство

Желудок,
Селезенка

ЭЗ:
1, 9, 16,
19, 21

Элемент Воды

Элемент Дерева

Элемент Воздуха

Элемент Огня

Элемент Земли

Радость / Благополучие
Соединение всех энергетических
потоков органов

ЭЗ: 26

Энергия органов

Как мы видели на примере обхватов пальцев, наши руки и пальцы напрямую связаны с органами и потоками их исцеляющей энергии, которые постоянно протекают в нашем теле.

Каждые два часа один из органов берет на себя ведущую роль и проявляет особую функцию. Они получают свою энергию из основного источника энергии нашего тела, который в целительном искусстве Джин Шин называется «центральным потоком» (центральный поток и упражнения к нему, см. стр. 208 и далее). Каждый орган должен правильно выполнять свои задачи, чтобы иметь возможность передавать энергию следующему органу и обеспечивать оптимальную работу всех функций организма. Когда какой-либо орган не функционирует должным образом, проблема может не обязательно проявляться непосредственно в этом проблематичном органе, но может стать более очевидной в следующем органе, который больше не получает полного количества энергии, в которой он нуждается. Таким образом, эта последовательность органов и их передача энергии могут быть очень полезными в поисках возможных причин и связей проблем со здоровьем.

Каждый орган имеет свои специфические функции и области в теле, которые он поддерживает и на которые он влияет. Как и у знаков зодиака, у каждого органа свой характер. Поэтому Мэри Бёрмайстер соединила эту западную традицию и астрологическое значение, чтобы лучше объяснить органы и сделать их понятными.

Например, легкие, имеет значение «Я есть», они связаны с астрологическим знаком Овна и начинают свой дневной круг в 4 часа утра. Они смело продвигаются вперед и идут своим путем. Сделанный первый вдох за день можно сравнить с тем, как сделать первый вдох после рождения. Это условие для начала всего последующего, которое наполняет легкие воздухом, давая им и нам энергию и оптимизм, чтобы смело начать день. Кроме того, легкие снабжают воздухом все остальные органы и весь организм.

Энергетические потоки органов

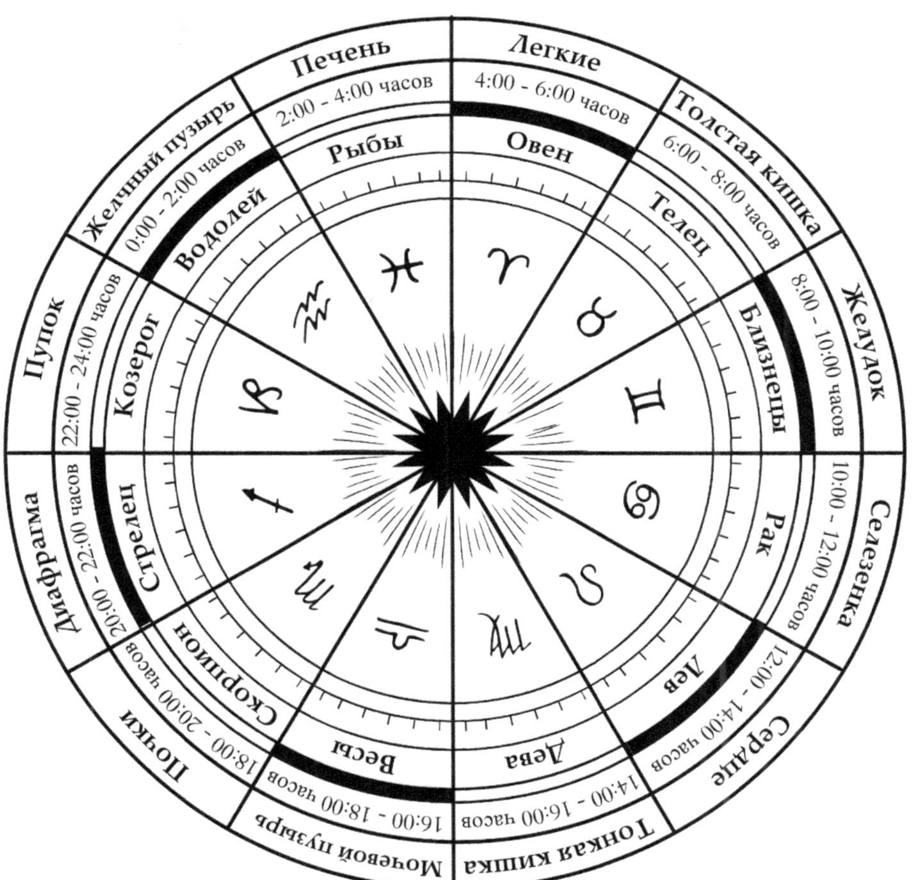

Функциональная энергия толстой кишки

Легкие в **4 часа** утра берут на себя ведущую роль и говорят: **Я есть**
Чтобы активировать их целительную энергию, удерживайте безымянный палец:

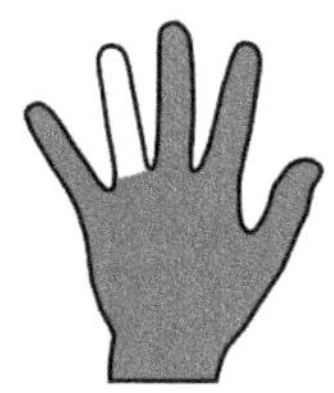

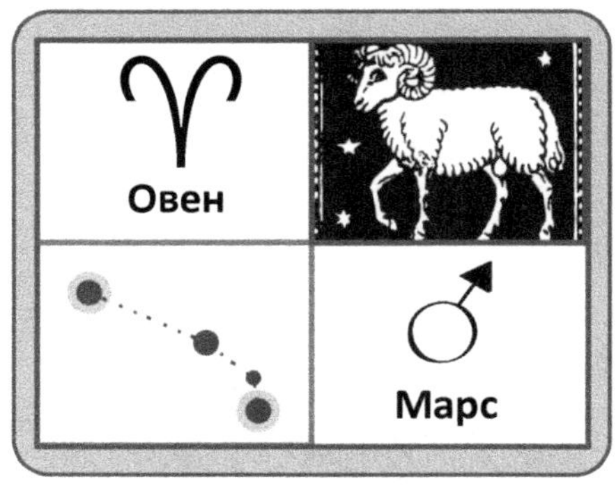

Рано утром в 4 часа легкие берут на себя ведущую роль и спокойно начинают день со своей энергией. Они готовит нас ко всему, что нас ждет впереди, и дают нам основополагающую силу, в которой мы и каждая из наших клеток, бесконечно нуждаемся: воздух.

Первый вдох символизирует начало нашей жизни после рождения, так и храбрый Овен мужественно принимает все грядущие испытания. В то время, как эти качества в западной астрологии относят со знаком Овна, в китайском гороскопе эти же качества представлены Тигром, который олицетворяет собой легкие, как первый шаг в целительном искусстве Джин Шин.

Поскольку частично наше дыхание происходит и через кожу, легкие имеют глубокую и непосредственную связь с кожей и всеми кожными заболеваниями. Кожа является нашим самым большим органом, при помощи которого мы встречаемся с миром и который напрямую отражает наши эмоции. Кроме того, определяет границы того, как мы воспринимаем окружающую среду, поэтому необходима вся смелость и лучшая защита, чтобы противостоять всему, что ждет нас в течение дня.

Энергия легких помогает при:

- грусти
- чувстве вины
- затрудненном дыхании
- кашле
- простуде
- кожных заболеваниях, например акне, экземе, нейродермите

Функциональная энергия толстой кишки

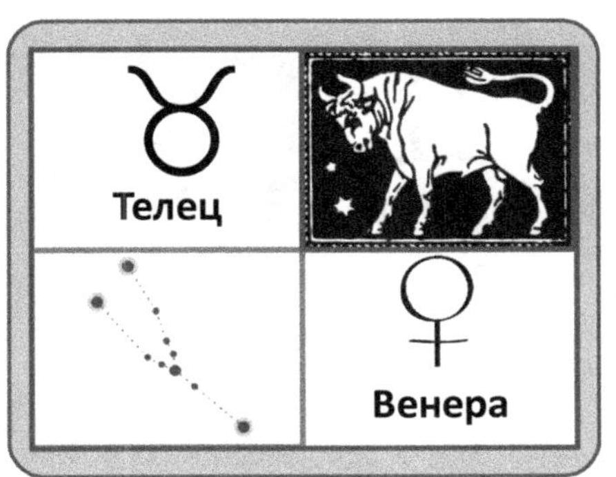

Толстая кишка с **6 часов** утра берет на себя ведущую роль и говорит: **У меня есть**

Чтобы активировать ее целительную энергию, обхватите безымянный палец:

Второй орган в последовательности, который определяет наш день, является толстая кишка. Она перенимает энергию от легких, подобно тому, как берет пищу и снова ее освобождает.

Ее основная задача – поддерживать оптимальный баланс между приемом и отдачей. Этот принцип применим не только на физическом уровне и на уровне обработки пищи, но также и на ментальном и символическом уровне и распространяется на наши взгляды и отношения, а также на наше поведение. Толстая кишка помогает нам отпустить ситуацию, избавиться от укоренившихся моделей поведения, как зависимость или навязчивые идеи, но также помогает нам попрощаться и справиться с сопутствующими страхами, а также чувством печали и потери. Поэтому эта энергия является идеальным помощником для создания пространства в нашей голове для новых идей и возможностей.

По китайскому гороскопу толстая кишка связана со знаком Кролика.

Энергия толстой кишки помогает при:

- запоре
- диарее
- раздражении кожи
- зубной боли, кровоточивости десен
- невралгии
- боли в горле, воспалениях
- напряженных ощущениях

Функциональная энергия желудка

Желудок с **8 часов** утра берет на себя ведущую роль и говорит:

Я думаю

Чтобы активировать его целительную энергию, обхватите большой палец:

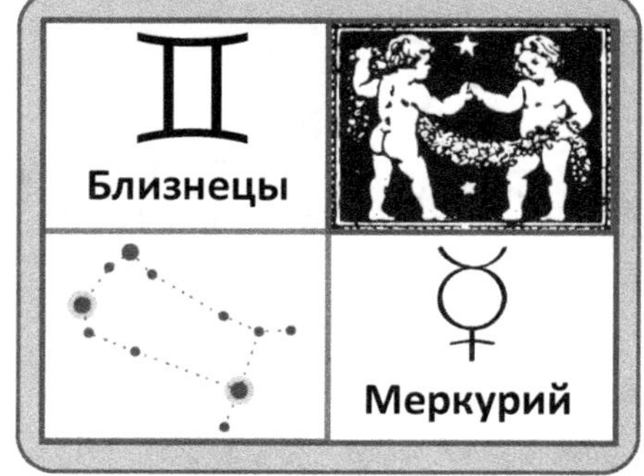

Вполне подходяще имеет желудок в качестве своего астрологического знака Близнецов, ведь, как и Близнецы, он несет в себе две разные души. Являясь хранителем нашего мышления, трудно сохранять ясную голову, когда у нас полный желудок. Но именно такая необходимость, как пища и источник энергии, перерабатывается желудком. Это особенно хорошо показывает амбивалентные и противоречивые свойства желудка. Тогда, как в китайском гороскопе желудок ассоциируется с драконом, который хочет править всем, телом и разумом.

Энергия, которую дает желудок, помогает нам очистить голову и освобождает нас от мрачных и угнетающих мыслей. Напротив, однако, переполненный и переутомленный желудок вызывает у нас гнетущие и мрачные мысли, что как раз является противоположностью.

Энергия желудка помогает при:

- пищеварении
- лимфатических узлах
- чистой коже и чертах лица
- зубной боли
- отрыжке
- тяжелых руках и ногах
- заложенном носе
- сухости во рту, обветренных губах
- заботах, размышлениях и навязчивых мыслях
- горе

Функциональная энергия селезенки / поджелудочной железы

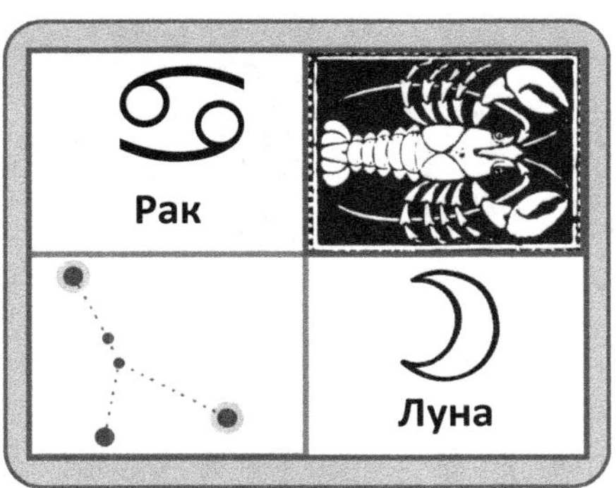

Селезенка с **10 часов** утра берет на себя ведущую роль и говорит:
Я чувствую
Чтобы активировать их целительную энергию, обхватите большой палец:

В то время, как селезенка играет особую роль в медицине дальнего востока, охраняя солнечное сплетение, соединяющее тело со светом и энергией солнца, в западной медицине она практически не рассматривается.

Энергия селезенки питает и снабжает нашу иммунную систему и укрепляет защитные силы организма от всех внешних атак, таких как бактерии, вирусы и грибки. Эта энергия помогает нам стать более приземленными, давая при этом прочную основу не только для нашего тела, но и для нашего разума, а также помогает нам обрести внутреннюю силу, веру и предназначение. Это позволяет нам сознательно брать ответственность за себя и свою жизнь, не гоняясь за упущенными возможностями и не беспокоясь об этом. И Рак, и Змея – животные, находящиеся в тесной связи с землей, а также как астрологические знаки, они обозначают приземленный и реалистичный характер Селезенки, которая помогает нам примириться с собой и с требованиями, которые на нас возлагают.

Энергия селезенки помогает при:

* иммунной системе, защите от вирусов, бактерий и грибков
* нервной системе
* лимфатических узлах
* нарушении пищеварения, вздутии живота, нежелательном увеличении веса
* целлюлите, слабости соединительной ткани
* вялости, усталости
* тяге к сладкому

Функциональная энергия сердца

Сердце с **12 часов** берет на себя ведущую роль и говорит: **Я хочу** Чтобы активировать его целительную энергию, обхватите мизинец:

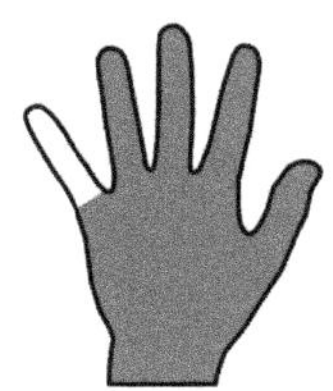

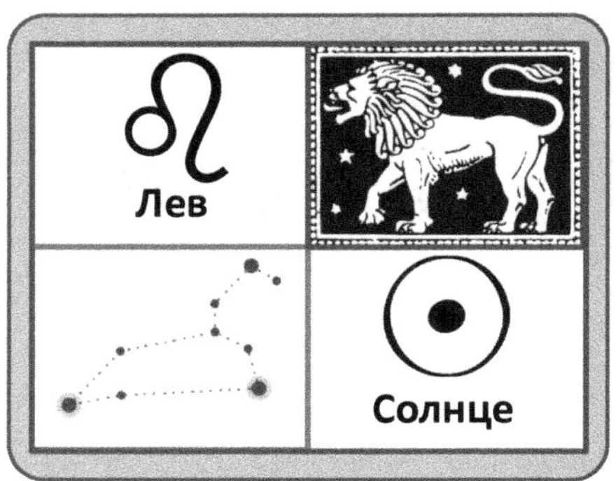

Этот орган, как следует из названия, лежит в сердце всего сущего. Сердце имеет первостепенное значение во всех событиях жизни и у всех живых существ оно первым начинает работать и последним прекращает работу, при этом постоянно и без перерыва выполняя свои обязанности. Его астрологический знак отражает его особенное значение, в западной традиции оно связано со львом, а в китайском гороскопе с лошадью, которая символизирует мужественный и сильный характер сердца. К сердцу, как к мышечной ткани, следует относиться бережно и не перегружать его, например, чрезмерным голоданием или резкими изменениями веса.

Мэри Бёрмайстер сказала: *«Имейте терпение ко всем нерешенным вопросам в вашем сердце»*. Это показывает, что мы все принимаем близко к сердцу, так как оно является символом того, что представляет все наши эмоции, не только любовь, но и все, что нас беспокоит и пугает, что нас интересует. Каждое наше чувство тут же отражается в скорости биения нашего сердца.

Энергия сердца помогает при:
* стеснении в области сердца, которое может отдавать в руки
* горячих, лихорадочных ладонях
* спутанности сознания
* языковых трудностях
* нервах
* депрессии
* адаптации, отговорках, притворстве, чувстве принадлежности

Функциональная энергия тонкой кишки

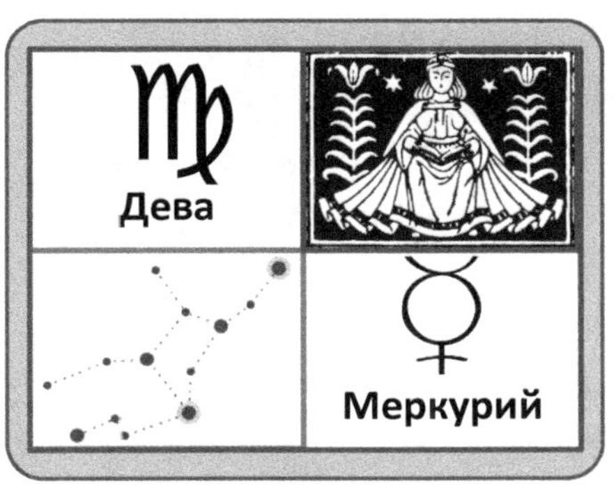

Тонкая кишка с **14 часов** берет на себя ведущую роль и говорит:

Я анализирую

Чтобы активировать его целительную энергию, обхватите мизинец:

Тонкая кишка анализирует все, еду, которую она получает из желудка, также влияя на мыслительные и психические процессы. Подобно своему знаку зодиака – Деве и знаку Овцы в китайской астрологии, она очень чувствительна и работает в фоновом режиме, реагируя на все, даже на наши чувства и переживания, которые, в свою очередь, сразу же влияют на наше пищеварение. Здоровье тонкой кишки важно для нашей иммунной системы, хотя редко кто говорит об этом или о ее роли в нашем здоровье. До сих пор нет прямого обследования или лечения, которое указывало бы на ее состояние. Проблемы с тонкой кишкой проявляются только тогда, когда что-то еще в организме проявляет негативную реакцию, и мы, наконец, осознаем, что что-то не так.

Особенно люди с пищевой непереносимостью очень зависимы от тонкой кишки и чувствительно реагируют на все, что попадает в нее. Недавние исследования показали, что некоторые болезни и способности к обучению, а также мыслительные процессы и храбрость духа напрямую связаны с самочувствием и состоянием тонкого кишечника.

Энергия тонкой кишки помогает при:

- нарушении пищеварения, метеоризме, диарее
- больном горле
- зубной боли
- боли в ушах
- носовых пазухах
- скованности и боли в шее, плечах
- навязчивом поведении, раздражительности, педантичности

Функциональная энергия мочевого пузыря

Мочевой пузырь с **16 часов** берет на себя ведущую роль и говорит:
Мы балансируем

Чтобы активировать его целительную энергию, обхватите указательный палец:

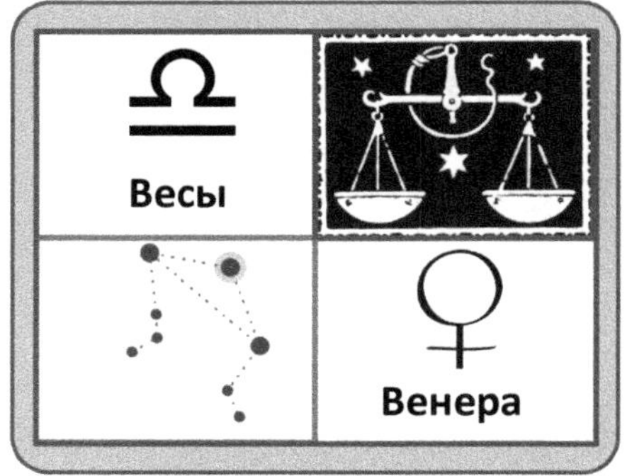

Энергия мочевого пузыря имеет три нисходящих потока, идущих вниз по позвоночнику в направлении, противоположном центральному потоку, поднимающемуся по спине.

Это близкое расположение напрямую связывает мочевой пузырь с проблемами в спине, доходящих до головы. Страх, боль и судороги могут привести к нарушению осанки, головным болям, а также повлиять на мочевой пузырь. Астрологическим знаком мочевого пузыря являются весы, а по-китайски – обезьяна, они оба символизируют быстрые перемены, в этом нет ничего удивительного, ведь они обладают тремя возможностями на спине. Так нерешительность иногда ассоциируется с этими знаками, потому что им нужно время, чтобы найти правильный путь и выбирать из всех возможных вариантов. Люди, рожденные под этими знаками, часто страдают от проблем с мочевым пузырем.

Обобщая сказанное, к мочевому пузырю нужно относиться бережно, ему необходимы тепло и комфорт.

Энергия мочевого пузыря помогает при:

* слабом мочевом пузыре, энурезе
* болях в спине, проблемах с осанкой
* мышечных спазмах
* болях в костях и суставах
* давлении в голове
* головокружении
* звоне в ушах, тиннитусе
* страхе
* фобии

Функциональная энергия почек

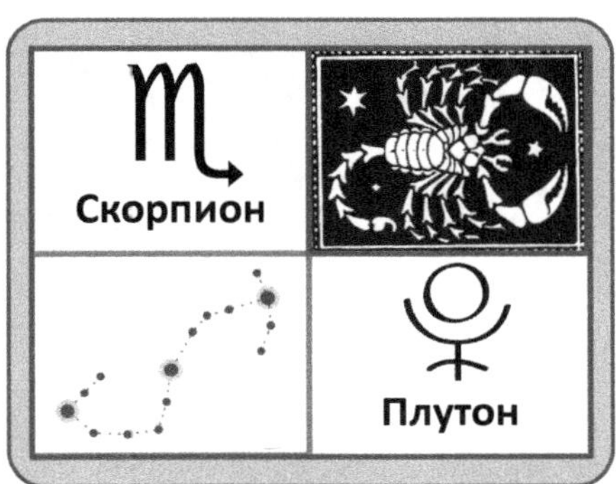

Почки с **18 часов** берут на себя ведущую роль и говорят:
Я обновляюсь
Чтобы активировать их целительную энергию, обхватите указательный палец:

Как и китайский знак Петуха, возвещающий о новом дне, так и энергия почек символизирует обновление и новые начинания.

Наша кровь непрерывно фильтруется и очищается почками, и это крайне необходимо для всех других органов и функций организма. Скорпион постоянно все подвергает сомнению, и так же почки в постоянном потоке все взвешивают, что важно отфильтровать, а что важно оставить.

Чтобы нормально функционировать, почкам требуется достаточное количество жидкости, поэтому всегда пейте достаточное количество жидкости, чтобы обеспечить оптимальное ее снабжение. Как упоминалось в случае с мочевым пузырем, держите область почек в тепле, для их защиты.

Энергия почек помогает при:
* очистке крови
* зависимости
* кровообращении, кровяном давлении
* ознобе, нарушении кровообращения
* проблемах с венами
* осложнениях с ушами, равновесии
* фертильности, репродуктивных органах
* сексуальности
* страхах
* самооценке

Функциональная энергия диафрагмы (перикард)

Диафрагма с **20 часов** берет на себя ведущую роль и говорят:

Я узнаю

Чтобы активировать ее целительную энергию, обхватите середину ладонь:

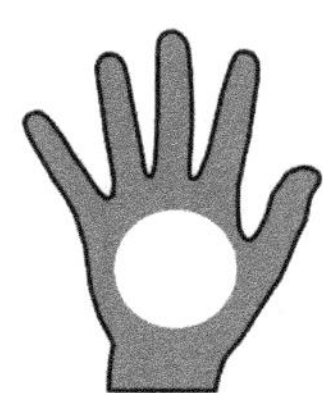

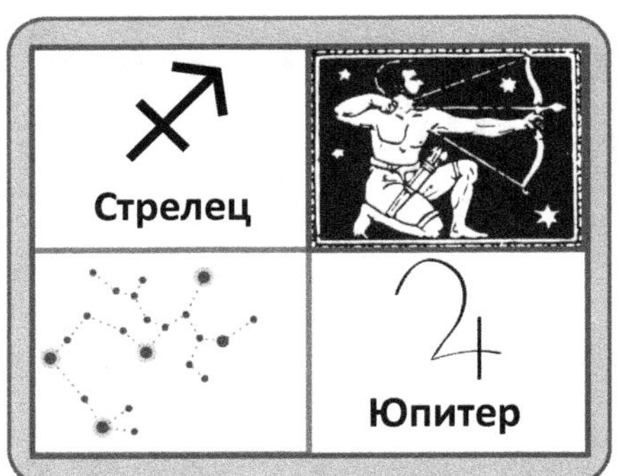

Подобно луку Стрельца, который он направляет в сторону цели, диафрагма удерживает органы туловища в нужном положении, особенно сердце, а также следит за дыханием. Аллергии, такие как аллергический ринит, оказывают влияние на легкие, а также ослабляют диафрагму, которая может проявлять такую реакцию, как икота, поверхностное дыхание или даже боль в животе и груди.

Как и собака в китайском гороскопе, диафрагма защищает от внешних нападений, защищает и заботится о том, что находится внутри и что близко сердцу. Диафрагма является не только защитником других органов, но и внимательной, создающей единство силой, как в теле, так и в духе и разуме.

Диафрагма также важна для нашего самовыражения. Это особенно заметно во время публичных выступлений, когда голос и поза напрямую связаны с нашей неуверенностью и напряжением, а, следовательно, с эмоциональным давлением на нашу диафрагму.

Энергия диафрагмы помогает при:

- защите органов
- дыхании, икоте, храпе
- давлении на сердце из-за поднятия диафрагмы
- напряжении в пояснице, бедрах, верхней части ног, локтях
- ночном видении
- кошмарах, бессоннице
- экстраверсии, самовыражении, неуверенности

Функциональная энергия пупка
(тройное тепло)

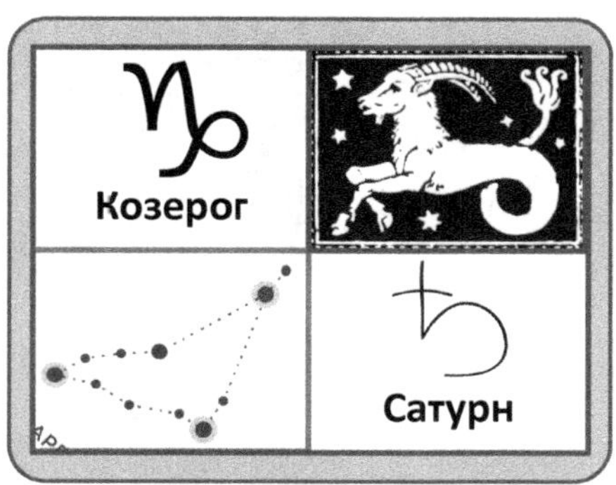

Пупок с **22 часов** берет на себя ведущую роль и говорят:
Я использую
Чтобы активировать его целительную энергию, обхватите середину ладони:

Пупок сам по себе не является органом, но он имеет самое фундаментальное значение в нашей жизни. Это первая рубцовая ткань, которую мы получаем в жизни, и, как и все шрамы, она несет в себе информацию и переживания, которые привели к ее образованию, например, это относится к пережитой травме при рождении.

Но это также и наша первая связь с внешним миром, благодаря которой наше тело приобретает необходимую энергию и питание.

Подобно своим астрологическим знакам Козерога и Свиньи, пупок является более земным, приземленным, хотя он также может достигать невероятным высот, как физически, так и духовно.

Энергия пупка помогает при:

* терморегуляции тела
* коррекции фигуры
* проблемах с ушами
* распределении и балансировке в теле
* поглощении и сегрегации
* усталости и истощении
* становлении самостоятельности
* поиске собственного предназначения

Функциональная энергия желчного пузыря

Желчный пузырь с **00.00 часов** берет на себя ведущую роль и говорят: **Я знаю**

Чтобы активировать его целительную энергию, обхватите средний палец:

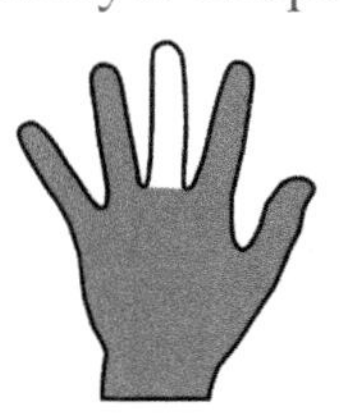

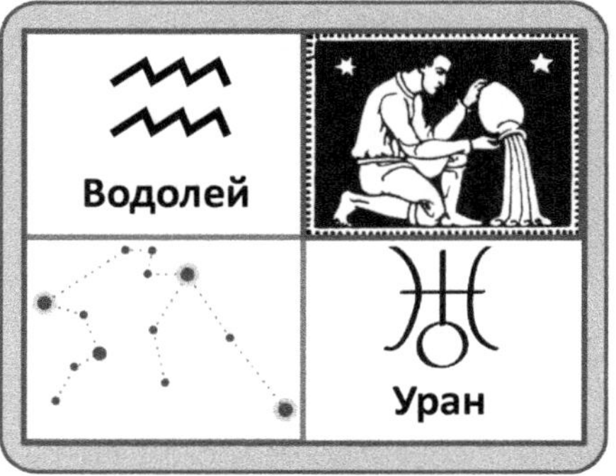

Желчный пузырь тесно связан с нашими эмоциями. Гнев, ярость, злость и зависть, а также разочарование и другие подавленные чувства напрямую влияют на его функцию. Правильный состав пищи также важен для желчного пузыря, для лучшего устранения избытка желчи, шлаков из печени. Для нахождения баланса желчного пузыря, например, обезжиренная пища не всегда полезна, наоборот, она может даже вызывать раздражение и создавать проблемы. Поэтому имейте в виду, что желчный пузырь хочет выполнять свою работу, всегда быть вовлеченным и «знать» обо всем, что происходит, как на физическом уровне с пищеварением, так и с тем, чтобы отпустить и уравновесить наши эмоции. Крыса – это китайский знак желчного пузыря, который также используется в картах Таро и Ленорман, олицетворяет конец и избавление от вещей, что, в свою очередь, освобождает место для новых вещей. Водолей, с его быстро меняющимися течениями, также показывает нам потребность в эмоциональном и физическом равновесии.

Энергия желчного пузыря помогает при:

- камнях в желчном пузыре
- головных болях, мигренях, особенно латеральных
- горечи во рту, отрыжке, метеоризме
- ознобе, чувствительности к сквознякам
- люмбаго, радикулите, ригидности затылочных мышц, болях в спине и тазу
- кошмарах, тяжелых вздохах
- нарушении пищеварения, особенно при непереносимости жиров
- ясности ума, мировоззрении

Функциональная энергия печени

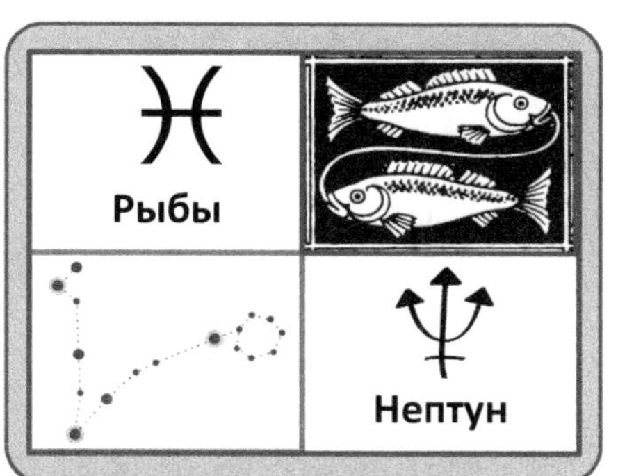

Печень с **2.00 часов** берет на себя ведущую роль и говорят: **Я верю** Чтобы активировать ее целительную энергию, обхватите средний палец:

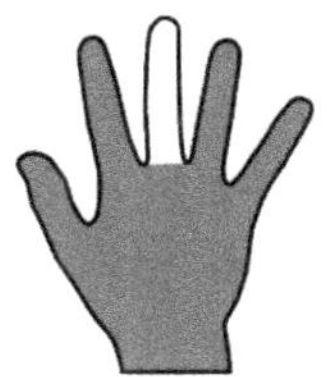

Печень молча выполняет свою работу, очищая и фильтруя токсичные вещества из крови и отправляя продукты жизнедеятельности в желчный пузырь для выведения из организма.

Кульминация ее работы выполняется поздно ночью, когда мы спим и готовимся к следующему дню и новому циклу, который затем заново начинается с легких, в качестве первого шага дня.

Печень редко жалуется или причиняет нам боль, она молча страдает в течение длительного времени, работая при этом, как свой китайский знак бык (буйвол). Подобно рыбе, печень нуждается в равновесии и оптимальной среде, которую она постоянно стремится создать сама, гармонизируя тело, разум и дух. Будьте осторожны с этим тихим, но очень важным органом.

Энергия печени помогает при:
- мигрени, особенно головные боли в области глаз
- жжении и покраснении глаз
- потрескавшихся и ломких ногтях
- болях в суставах, подагре
- сухожилиях
- позвоночнике
- аллергическом рините
- истощении
- предвзятости, упрямстве
- холерикам

Центральный поток

Сила, питающая наше тело и дающая всем органам энергию, необходимую для постоянного поддержания всех функций, является источником универсальной энергии. Она непрерывно окружает нас.

Центральный поток является нашей главной связью с этой всеобъемлющей энергией. Этот поток идет вниз через центр тела спереди и поднимается обратно вверх по спине.

Последовательность действий на картинке справа показывают, как можно направлять и поддерживать эту энергию.

Этот поток часто называют «очищающим потоком», потому что он устраняет все блокировки и препятствия и позволяет энергии, которая питает наши органы, течь более свободно.

Проделывайте каждое действие, указанное на картинке, около двух минут.

Обеспечение беспрепятственного течения этого жизненного потока и его защита – это непрерывный процесс, которому мы должны уделять ежедневное внимание.

Если какое-то из действий покажется вам особенно приятным, без колебаний выберите его, чтобы в дальнейшем выполнять его отдельно.

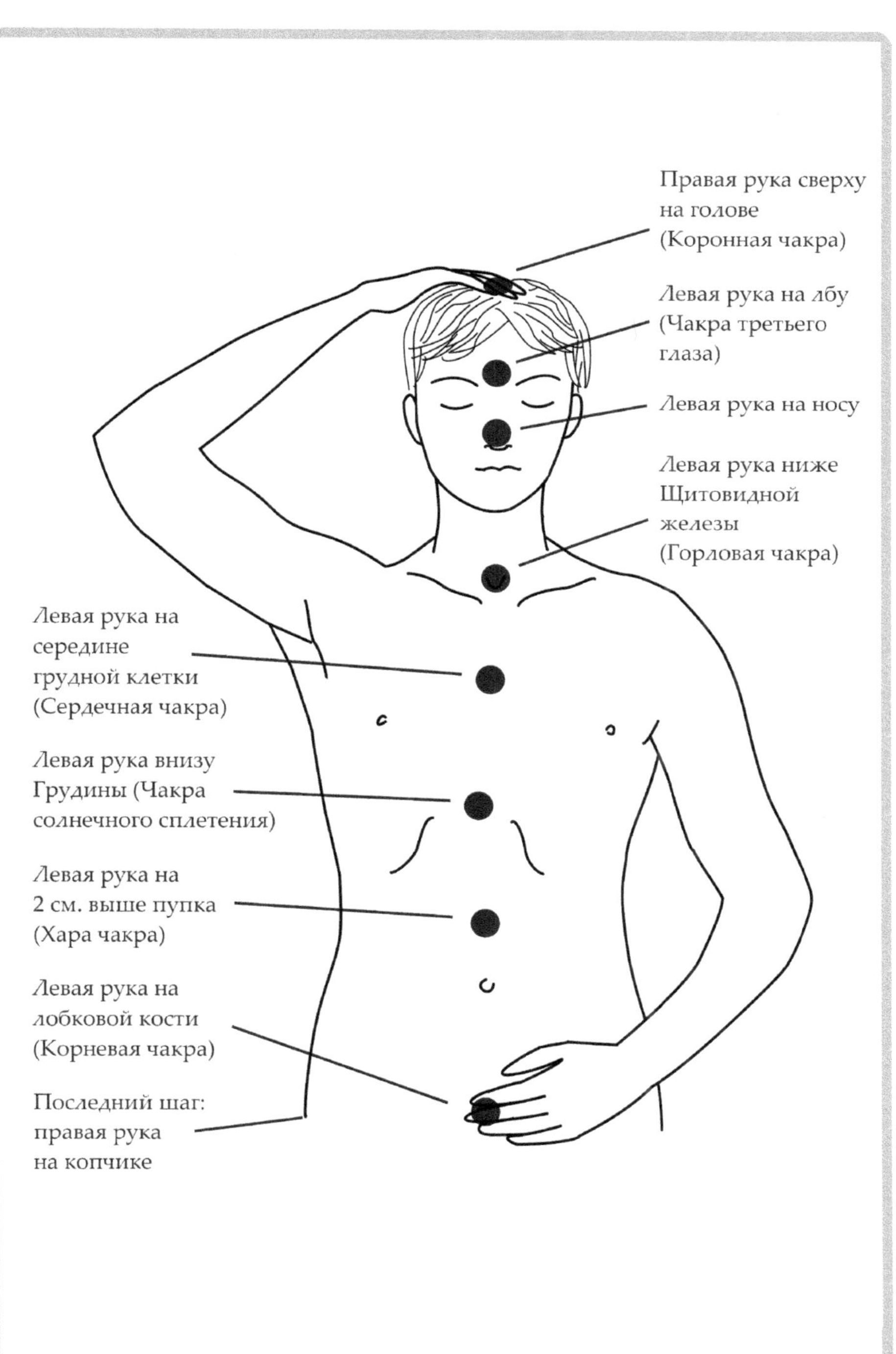

Правая рука сверху на голове (Коронная чакра)
Левая рука на лбу (Чакра третьего глаза)
Левая рука на носу
Левая рука ниже Щитовидной железы (Горловая чакра)
Левая рука на середине грудной клетки (Сердечная чакра)
Левая рука внизу Грудины (Чакра солнечного сплетения)
Левая рука на 2 см. выше пупка (Хара чакра)
Левая рука на лобковой кости (Корневая чакра)
Последний шаг: правая рука на копчике

Первая помощь

- **Ангина**

  Обхватите оба запястья

- **Если Вы подавились**

  Держите оба энергетических замка «высокий 1» скрещенными на внутренней стороне бедер.

- **Запор / пищеварение**

  Правая рука на правом энергетическом замке 2 (ЭЗ 2) в верхней части задней бедренной кости, левая рука на левом энергетическом замке 8 (ЭЗ 8) на боковой поверхности голени ниже колена.

- **Икота**

  Одновременно держите энергетический замок 19 (ЭЗ 19) на внешней стороне локтя и энергетический замок 14 (ЭЗ 14) на нижней передней части груди с противоположной стороны.

- **Истощение** (посредничество и баланс)

  Правая рука на левом плече (ЭЗ 3), большой палец левой руки касается ногтя безымянного пальца левой руки, держите оба колена вместе. (Можно также сделать наоборот, начиная с левой руки.)

- **Кровотечение**

  Держите правую руку над раной (можно не касаясь ее), а левую руку скрестите на правой руке.

- **Ожог**

  Держите левую руку над проблемным местом, при этом скрестите правую руку вверху над левую рукой.

- **Обморок и головокружение**

  Удерживайте оба энергетических замка 4 (ЭЗ 4) сзади на шее у основания черепа.

- **Роды**

  Правая рука на правом энергетическом замке 2 (ЭЗ 2) на верхнем конце задней бедренной кости, левая рука на левом энергетическом замке 8 (ЭЗ 8) на боковой поверхности голени ниже колена.

Дополнительная информация

Альтернативные форматы и издания::

Джин Шин Джитсу – Годовой круг
Руководство к этой книге без календарной части.
      Печать   ISBN 978-3-95964-920-9
      Kindle   ISBN 978-3-95964-921-6

Заказы и предзаказы на следующие издания через:
info@creative-story.com

Вы также можете найти дополнительную информацию по адресу:
https://jin-shin-fee.de (на немецком языке)
https://jin-shin-fee.com (на английском языке)

Другие статьи и даты публикаций можно найти на сайтах издательства:
https://creative-story.de (на немецком языке)
https://creative-story.com (на английском языке)

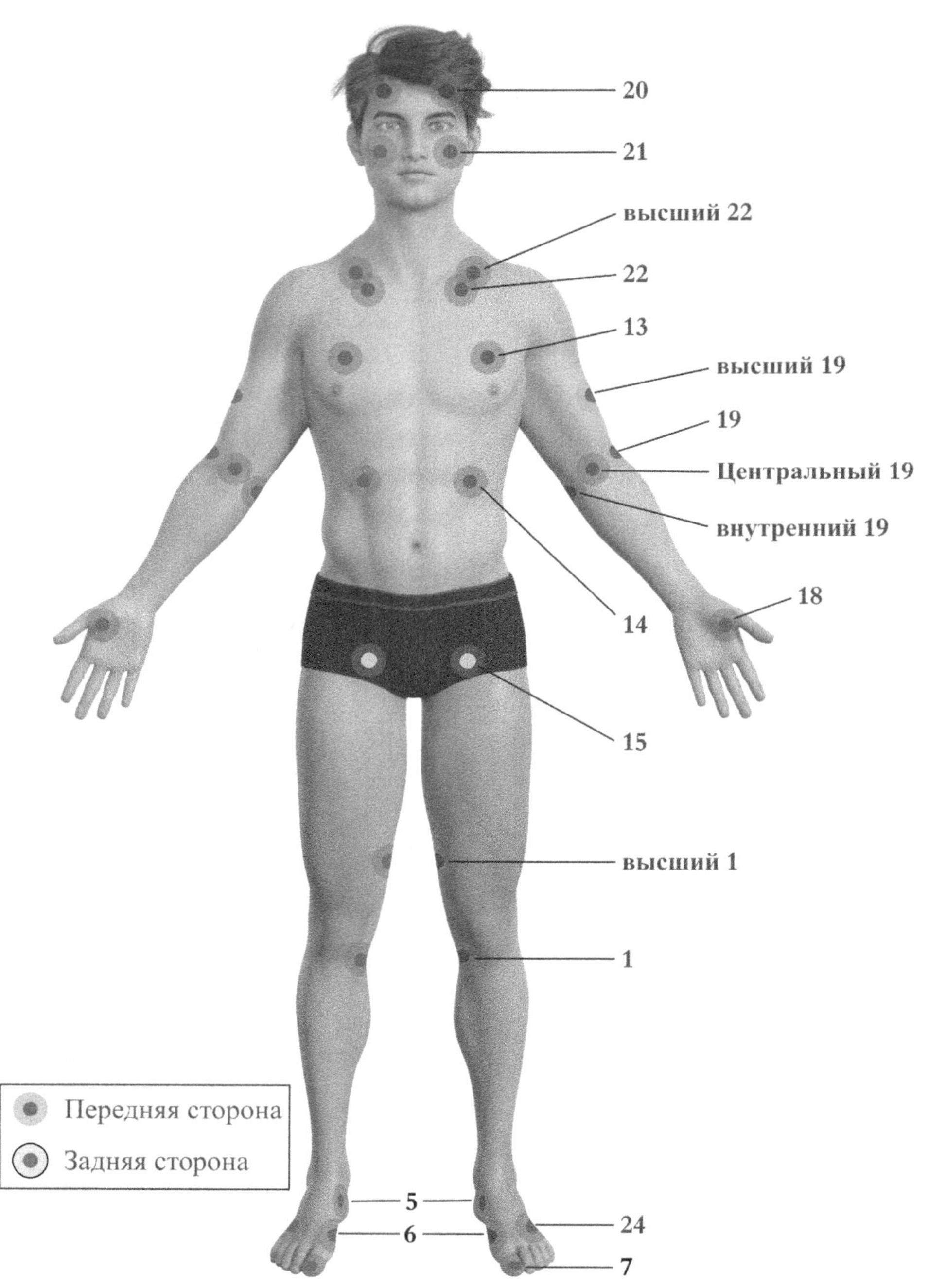

20
21
высший 22
22
13
высший 19
19
Центральный 19
внутренний 19
18
14
15
высший 1
1
Передняя сторона
Задняя сторона
5
6
24
7

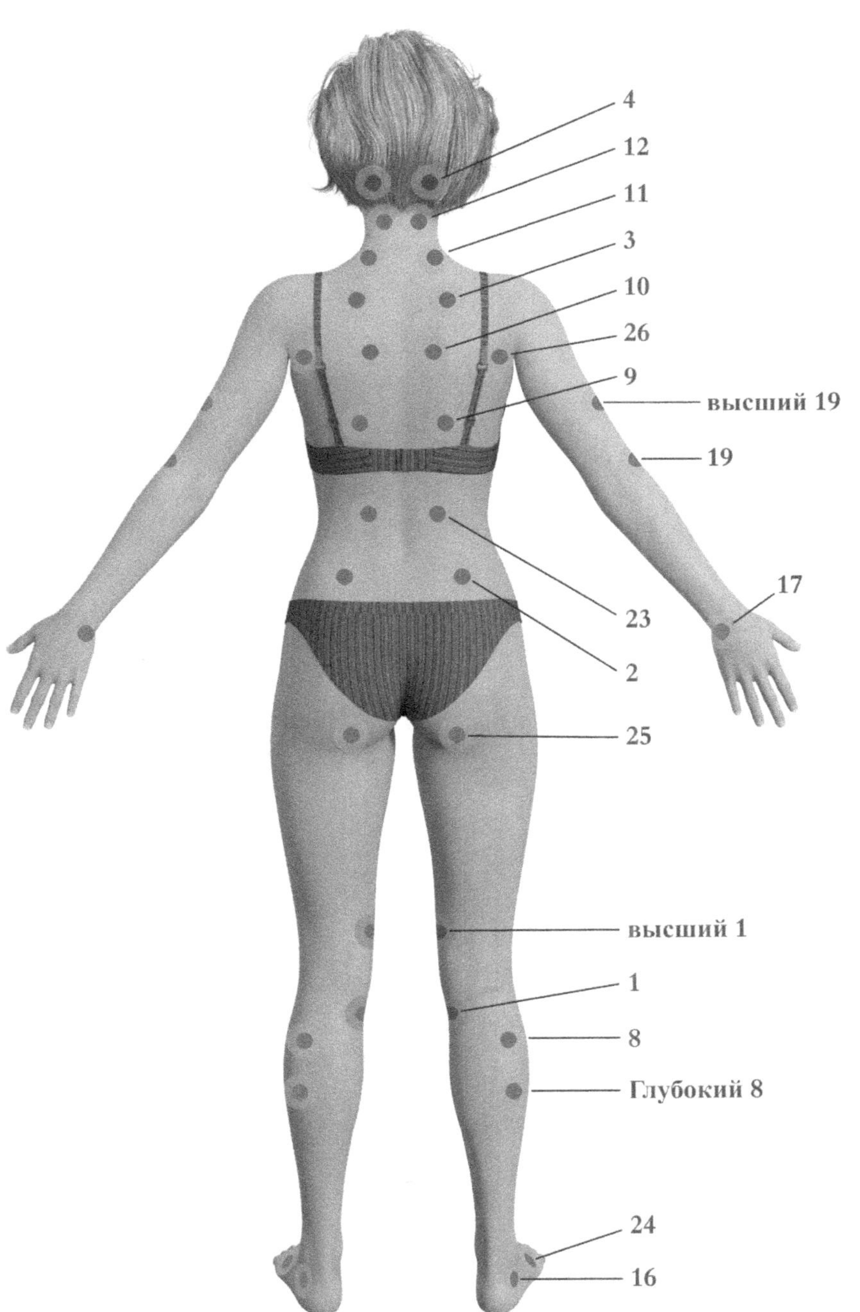

4
12
11
3
10
26
9
высший 19
19
17
23
2
25
высший 1
1
8
Глубокий 8
24
16

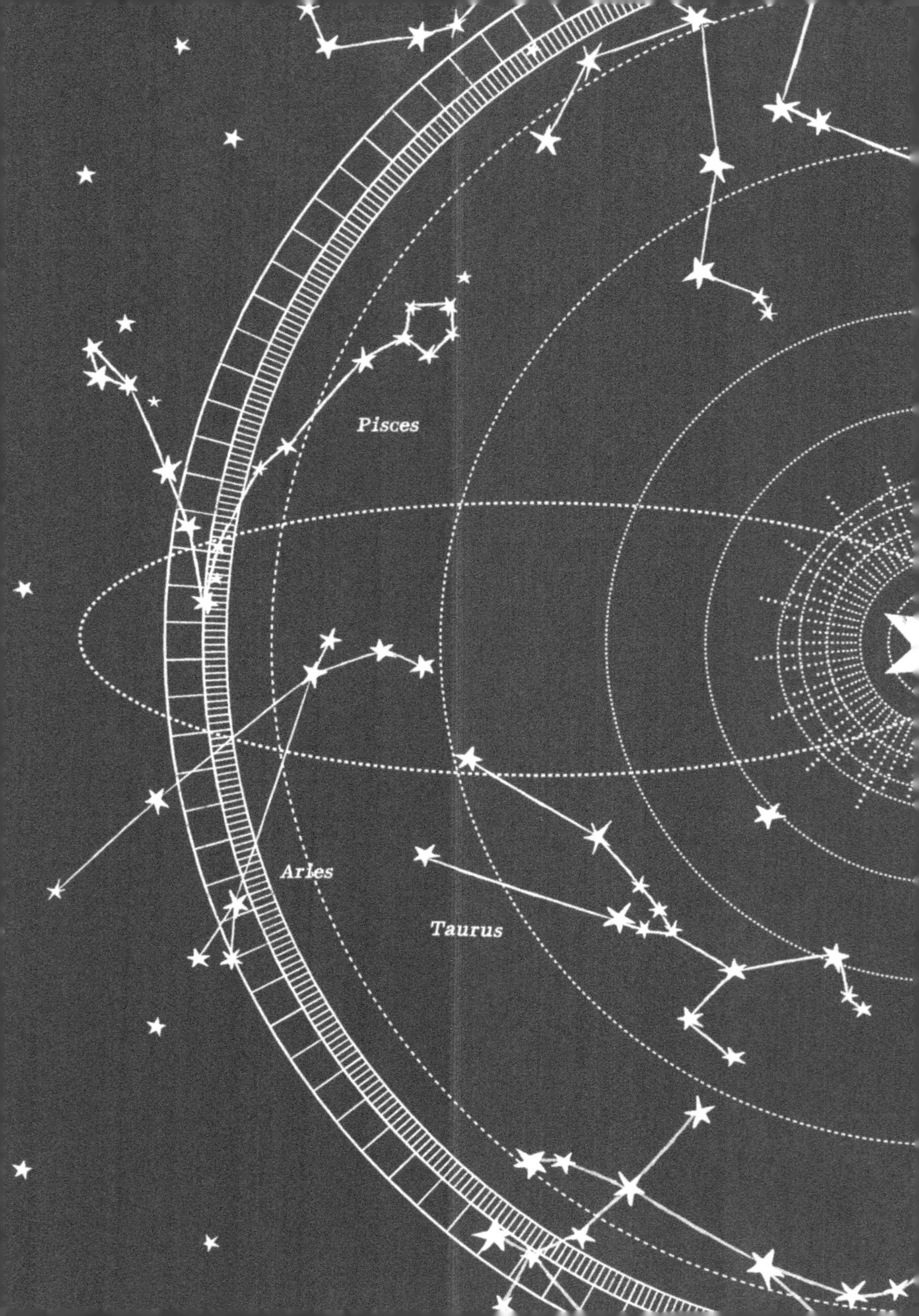

Pisces
Aries
Taurus

www.ingramcontent.com/pod-product-compliance
Lightning Source LLC
LaVergne TN
LVHW021252210726
843527LV00003B/148